氣血雙補

中醫千年智慧奧祕

上 海 中 醫 名 家 40 年 養 生 調 理 智 慧

石晶明 醫師 著

本書內容是石晶明醫師多年來研究的精華彙集，其內容普遍適用於一般社會大眾；但由於個人體質多少有些互異，若在參閱、採用本書的建議後仍未能獲得改善或有所疑慮，建議您還是前往醫院做詳細的診斷，才能為您的健康做好最佳的把關。

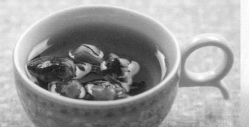

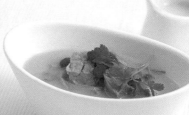

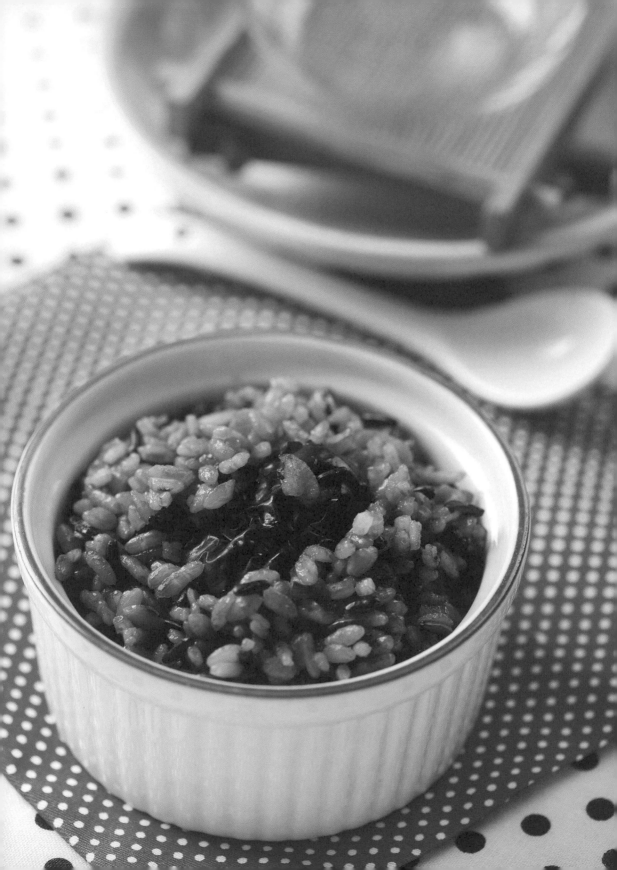

前言

氣血是什麼？

只有女人才需要補氣血？

肥胖，只是因為吃得多？

……

很多人都知道氣血很重要，但對於如何補氣血卻往往一知半解，看到別人怎麼補自己也怎麼補，殊不知補錯反而傷身。這本書告訴你，補氣血先要判斷自己氣血是否真的不足，辨清體質，然後再對症調理。方法簡單明瞭，人人學得會。

打破你對補氣血中成藥的常規認識，不陷入誤區。十種廣受大眾喜愛的中成藥，以表格的形式羅列成分、功效、適應症，特別強調所針對的特定人群及應慎食的人群，教你如何選對中成藥。

深入剖析補氣血食材和藥材，將補氣血的紅肉、素菜、中藥一一列舉。「氣血雙補搭檔」告訴你什麼樣的搭配使補氣血功效加倍，不再吃錯耗氣血。

糖尿病、高血壓、更年期症候群、肥胖、前列腺疾病、小兒厭食……這些常見病症其實都與氣血相關。石老師以中醫開方的形式，從食療、取穴、中成藥三個方面進行全方位調理氣血 *。

這是一本包含中醫專家三十年養生保健智慧的氣血雙補大全。讓補氣血不再是難事！

* 特此說明：每個方案僅供參考，應根據個人情況遵醫囑選擇使用

判斷氣血是否充足要「五看」

中醫上有這樣一句話：有諸內必形諸外。就是說，一個人有什麼樣的內在，就會通過各種途徑向外散發什麼樣的資訊。如果你的氣血充足，必然會有相對健康的外形；如果你的氣血失調於內，就一定會通過五官、形體、情緒等反映出來。通過看面部、舌象、手掌、雙腳和精力五大方面，我們可以判斷一個人的氣血是否充足。

看面部

中醫古籍記載：「色為氣血之所榮，面為氣血之所湊，氣血變幻，色即應之，色之最著，莫顯於面。」所以，要想知道自己的氣血是否充足，學會看面部是關鍵的一步。

看面色

一般來說，健康的人面部氣色紅嫩光澤、鮮明潤活。而有的人要嘛面色萎黃，要嘛面白無華，或者面色發暗、發青、發紅，這些都是氣血不足的表現。如果是稍偏某種顏色而一生不變，那就屬於正常現象。如果臉上只有隱紅而沒有光澤，說明身體血足氣不足，有光澤但沒有血色，說明氣足而血不足。

看眉毛

中醫認為，眉毛屬於足太陽膀胱經，它依靠膀胱經的氣血而生，反映著膀胱經氣血的盛衰。一般來說，眉毛濃密細長，說明腎氣充沛；眉毛平淡稀少，說明腎氣虛弱。

看眼睛

我們的眼睛也在反映著身體的氣血狀況。如果你的眼睛炯炯有神，而且隨時能睜得很大，一眨一眨的，說明氣血充足。而一旦眼睛變得無神，或者出現眼袋、黑眼圈等，就說明氣血不足了。

看頭髮

我們還可以通過頭髮來判斷氣血是否充足。如果你的頭髮烏黑、濃密，說明氣血充足；如果頭髮出現乾枯、變黃、變白、開叉或嚴重掉髮等現象，則說明氣血不足。

看舌象

正常舌象可概括為六個字：淡紅舌，薄白苔。也就是，舌色淡紅鮮明，舌質滋潤，舌體大小適中、柔軟靈活，舌苔均勻、薄白而潤。

看舌質

一般來說，健康的人舌質濕潤，呈淡紅色，這就是氣血充足的表現。如果舌質偏淡，多伴有貧血、氣血兩虧等症狀，或者表示體內寒氣較重；如果舌質偏紅，則說明人體的內熱較大。另外，很多人的舌頭兩邊會有齒痕，也就是牙齒印，這是屬於典型的氣虛特徵，是脾胃的運化功能不足造成的。

看舌苔

如果舌苔發白，說明體內有寒氣。中醫上講「寒則凝」，所以體寒的人往往都會伴有氣滯血瘀，平時注意不要貪吃冷食冷飲，並注意保暖。如果舌苔發黑，說明體內的寒氣很重，已經開始嚴重影響人體的脾胃功能了，氣滯血瘀的症狀會愈來愈明顯。

有的時候，舌苔還會出現發黃的情況。中醫認為，舌苔黃是人體有內熱的表現。內熱分為實熱和虛熱。如果舌苔黃的同時，舌質發紅，說明是實熱，這時需要清熱降火。如果舌質偏淡白，則說明是虛熱，是由氣虛引起的，此時最要緊的是補氣。氣補足了，內熱通過食物運化輸送走了，舌苔自然就恢復潤澤的狀態了。

看舌象時要注意，伸舌時要自然，舌體放鬆，舌面平展，舌尖略向下，口儘量張大，但不要過分用力，使舌體充分暴露即可。如伸舌過分用力，或舌體緊張、蜷曲，都會影響舌的氣血運行，並引起舌色的改變或舌乾濕度的改變。

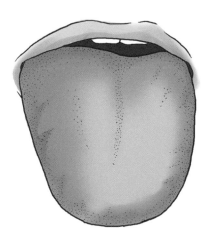

氣血充足的表現是舌質濕潤，呈淡紅色，舌苔均勻而薄白。

看手掌

中醫的診斷學中，手掌是很重要的一部分，它是人體健康的「晴雨錶」，隨時反映著體內的氣血狀況。從手的溫度、形狀、指甲等方面，都能判斷人的氣血狀況。

感知手的溫度

手的溫度是人體氣血充足與否的直接表現。有些人的手一年四季都很溫暖，而且手心、手背的溫度差不多，這樣的人氣血就充足，身體非常健康。而有的人雙手常常是冰冷的，或者手心、手背的溫度差異很大，這表示他出現了氣血不足或失衡的情況。

看指尖

用力展開手掌，如果指尖紅潤的話，說明氣血充足，身體健康；如果不紅潤，說明已經出現了血虛症狀。這樣的人，一般或多或少伴有頭暈、心慌等症狀。

看手掌形狀

伸出手來，如果你看到的是一個毫無光澤、乾巴巴的手掌，顏色偏黃或偏白，說明此人氣血兩虧、營養不良；如果手掌寬厚而有力，說明此人氣血充沛。

看指甲

看指甲上的半月形。一般來說，健康的人十個手指的指甲上都有半月形，大拇指的半月形應占整個指甲的 1/4，其他手指的半月形（小拇指除外），也應占 1/6~1/5。但是，有的人只有大拇指上有，其餘四指都沒有，說明這個人的寒氣太重，氣血狀況不是特別好。還有的人不僅十個手指的指甲全有，而且還特別大，說明這個人內熱，如果還伴有暴躁、易怒，就屬於氣血過足，很容易患甲亢、高血壓等症。

看雙腳

中醫認為，形盛則有餘，乾瘦則不足。一雙外形飽滿、皮膚潤澤的腳，是氣血旺盛、精力充沛的表現；而一雙看起來乾枯無華、又瘦又小的腳，則是氣血虧損、體質衰弱的表現。另外，如果雙腳的肌肉過於鬆軟，多是氣虛的表現；如果腳部的肌肉過於僵硬的話，多是氣滯血瘀的表現。

看精力

在日常生活中大家會發現，有的人常常表現得精力充沛、行動有力、說話聲如洪鐘，這樣的人血液循環一定很順暢，因為他們的身體得到了氣血的充分濡養。有一部分人常常表現得萎靡不振、舉止畏縮、說話沒有力氣，這樣的人血液循環也很慢，歸根結底是氣血不足造成的。

《靈樞‧營衛生會》認為：「壯者之氣血盛，其肌肉滑；老者之氣血衰，其肌肉枯。」意思是，年輕人氣血盛滿，肌肉強健，精力充沛；而老年人因為陽氣衰，陰血少，所以皮膚肌肉就會枯萎，於是精力就不夠充沛，夜裡還容易失眠。

當然，隨著年齡的增長，精力和身體素質的下降是必然趨勢，因此氣血循環變緩也是自然的事情。但是，即使年齡相仿的人也會出現不同狀況。比如，同樣是運動後，有的人就精力充沛、渾身輕鬆；而有的人則會出現胸悶、氣短、疲勞難以恢復的狀況，說明他的氣血沒有前者充足，已經出現了虧虛的狀況。

氣血的盛衰會隨著年齡增長而發生不同變化

兒童：生理功能旺盛，但脾氣不足，而且飲食不知自制，所以適合吃一些健脾消食的食物。

青壯年：精力旺盛，氣血充足。年輕人要多注意飲食均衡，及時補充身體所需營養；同時要講究勞逸結合，作息及飲食都應有規律。

老年人：生理功能減退，氣血不足，臟腑漸衰，多表現出脾胃虛弱、腎氣不足的狀況，所以要多吃一些健脾補腎、益氣養血的食物。

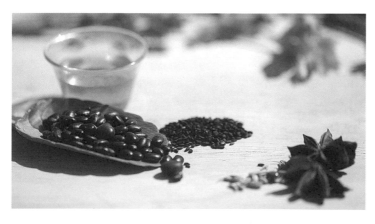

黑色食物入腎，尤其是黑芝麻、黑豆，常食可補充精力，調養氣血。

望聞問切辨體質

　　中醫認為，無論是保健養生，還是治病療疾，要想獲得比較滿意的保健治療效果，最關鍵的就是要瞭解個人體質，然後有針對性地下方用藥。最典型的體質包括氣虛、血虛、陽虛、陰虛、痰濕、濕熱、血瘀、氣鬱和特稟這九種。

望──通過表象辨體質

望面色　面白無華；面部缺少血色──陽虛體質

　　　　面色晦暗；皮膚偏暗或色素沈澱、容易出現瘀斑──血瘀體質

　　　　面色發黃；皮膚沒有光澤──血虛體質

　　　　面色發黃；皮膚油膩、痤瘡頻發──濕熱體質

　　　　面頰潮紅或偏紅；皮膚乾燥──陰虛體質

看眼睛　目光無神──氣虛體質、陽虛體質、血虛體質

　　　　眼睛水腫──痰濕體質

　　　　眼睛有血絲、眼球渾濁──濕熱體質、血瘀體質

望形體　身體偏瘦；肌肉結實、活潑好動──陰虛體質

　　　　身體偏瘦；肌肉鬆軟不實、疲乏無力──氣虛體質

　　　　身體偏胖；體形肥胖、腹部肥胖──痰濕體質

　　　　身體偏胖；身重困倦──濕熱體質

聞──調動耳鼻辨體質

聽聲音　聲音低弱、斷斷續續──氣虛體質

　　　　聲音沉悶──痰濕體質

聞氣味　張口有異味──陰虛體質、濕熱體質、痰濕體質

　　　　常有汗味──濕熱體質、痰濕體質

問──直接有效辨體質

問寒冷　怕熱不怕冷、喜食冷飲──陰虛體質、濕熱體質

　　　　怕冷怕熱──氣鬱體質、氣虛體質

　　　　怕冷不怕熱──陽虛體質

　　　　怕冷、四肢麻木且伴有心悸──血虛體質

問出汗	易出汗或自汗——氣虛體質
	多汗且膩——痰濕體質
	天氣熱也不易出汗——濕熱體質、氣鬱體質
問二便	小便黃赤——濕熱體質
	夜尿多、小便多——陽虛體質
	精神緊張時易尿頻——濕熱體質、痰濕體質
	大便黏滯不爽——濕熱體質
	大便量少且乾燥——氣虛體質、陰虛體質
	大便稀、不成形——痰濕體質、陽虛體質、氣虛體質
問經帶	月經量少、色淡——氣虛體質、血虛體質
	經期推遲、量多色紅——陰虛體質、濕熱體質
	經期提前、量少色暗——氣鬱體質、血瘀體質
	白帶黃、腥、臭、穢——濕熱體質
	白帶清稀如水——氣虛體質
	白帶量多色白——陽虛體質、痰濕體質

切——通過診脈辨體質

切脈象	脈微弱——氣虛體質、血虛體質
	脈沉遲——陽虛體質
	不動時脈較快——陽虛體質、濕熱體質
	脈弦細——氣鬱體質、血瘀體質

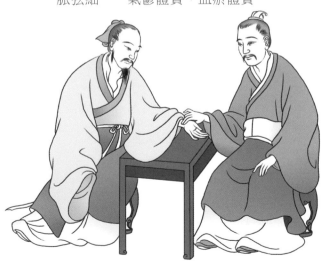

脈象的快慢、強弱、深淺反映氣血是否充足。

目錄

第二章　大補氣血首選紅肉　　39

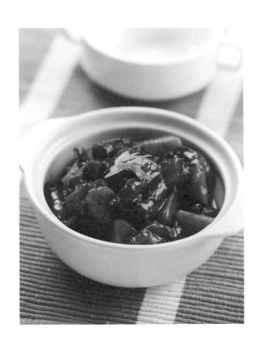
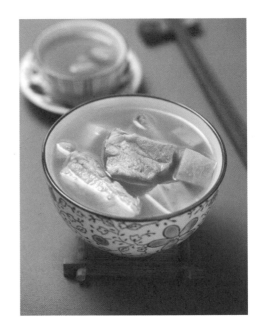

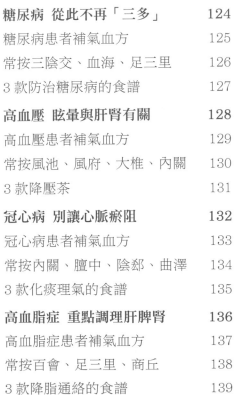

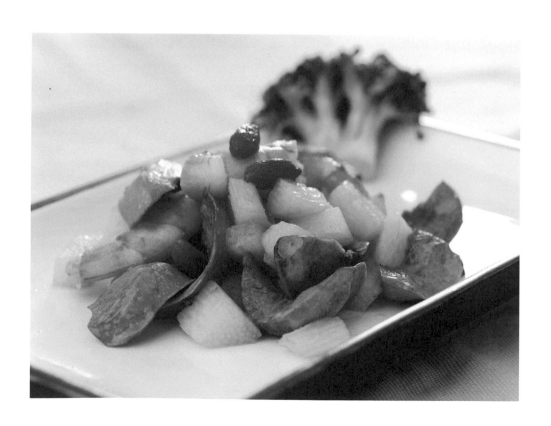

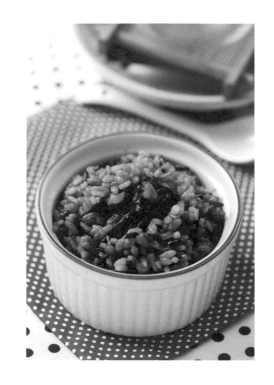

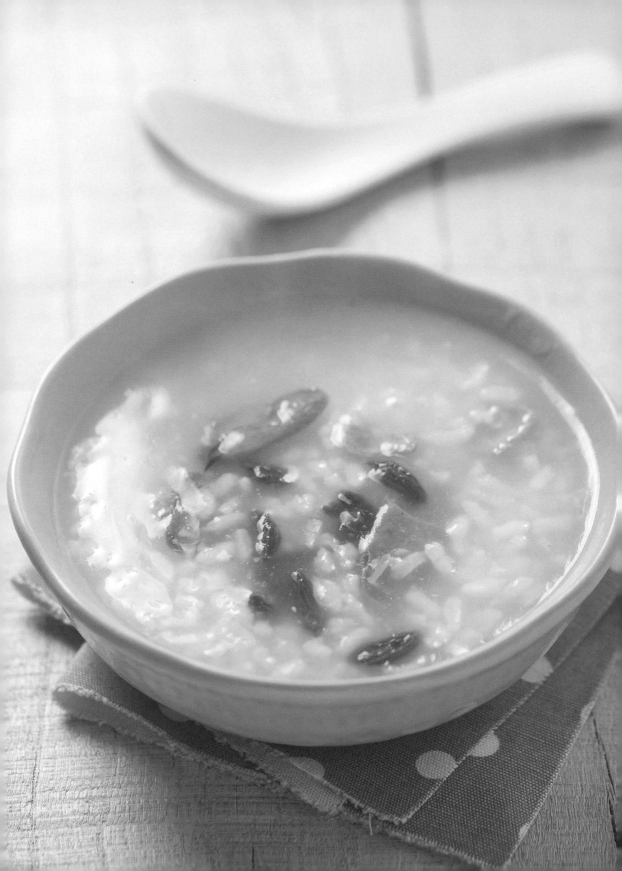

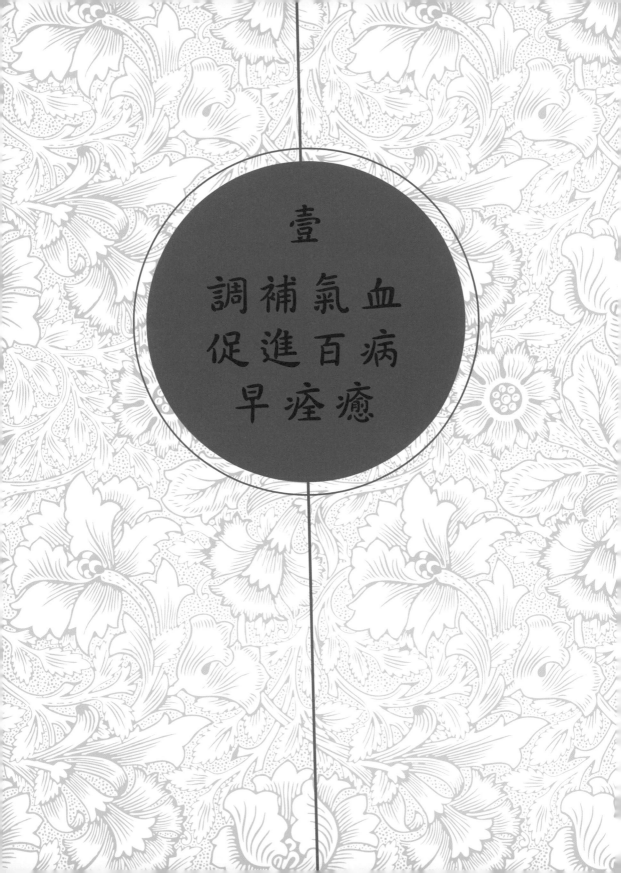

壹

調補氣血
促進百病
早痊癒

氣血充足才能遠離疾病

氣血是維持生命的源泉

我們都知道，有動力和汽油，汽車才能正常行駛，如果汽油不足或者沒有動力，汽車就會熄火，氣就相當於人體的「動力」，「血」就相當於人體的「汽油」。氣血不足，生命就無法得到維持。只有氣血充足、通暢，生命的源泉才會永不枯竭。

氣血不足，五臟就會「大罷工」

我們人體的單個臟器只有吃飽了，幹起活來才有勁。氣血就是這些臟器的「飯」。當人體出現氣血失調的情況，就相當於你把臟器的「飯量」減少了，人就容易疲勞、無力、抵抗力下降，也就是人們常說的「亞健康」。

五臟與氣血的關係

心	心主血。血液到達心臟以後，充足的心氣就會推動血液運行到達身體的各個部分。心血充盈，身體各臟腑也能得到充分的滋養
肝	肝藏血、主疏泄。當人體在休息或情緒穩定時，不用的血液就會貯藏在肝臟；當勞動或情緒激動時，人體的需血量增加，肝就排出這些血液，供應人體活動的需要。另外，通過肝的疏泄功能，氣得以升降出入，精神情志也才能舒暢
脾	脾主運化。脾氣運行得好，機體的消化吸收功能才能健全，才能為生化氣、血、津液等提供足夠的養料，才能使全身臟腑組織得到充分的營養，維持正常的生理活動
肺	肺主氣。人體之所以能正常地吸入清氣、呼出濁氣，是依賴於肺的呼吸功能。呼吸功能正常，氣道才會通暢，清氣吸入充足，氣機（氣的運動）就容易順暢
腎	腎藏精。一是藏先天之精，它是構成生命的基本物質，與人的生長、發育、生殖和衰老有關；二是藏後天之精，即水穀之精，是維持人體生命活動的基本物質

氣虛還是血虛，中醫教你輕鬆辨

現在流行使用微信，我會讓病人發個舌頭圖片給我，這是區別氣虛還是血虛最簡單的辦法。如果舌頭是白的、胖的、腫的，顏色是淡的，甚至邊緣有牙齒印，就偏於氣虛，體質偏寒；如果舌頭很紅、很細、很尖、很瘦，就是血虛了。

一般的人如果臉色比較蒼白、乏力、動則出汗、怕冷、小便比較長又很清，那麼就偏於氣虛或陽虛；如果到了下午或者晚上，容易盜汗、口乾、老是想喝水、大便比較乾、小便比較短顏色比較黃，那麼就偏於血虛或陰虛。

五臟氣血哪失調，身體有信號

　　五臟的氣血，是全身氣血的重要組成部分。無論你是哪種原因引起的氣血虧虛，都會直接影響五臟功能，身體就會出現一些不適的症狀。及時發現症狀，儘早調理，才能養好五臟、調補氣血。

五臟	功能	氣血失調的表現
心	主神明，開竅於舌	多夢，心悸，狂躁；舌上長潰瘍
肝	主筋，開竅於目	肌腱老縮，肢體麻木，伸屈不利；視力模糊，眼睛乾燥
脾	主肌肉，開竅於口	肌肉瘦削或萎軟，倦怠無力；口氣異常，唇色暗淡
肺	主皮毛，開竅於鼻	皮膚乾燥無華，出現雞皮疙瘩，發癢甚至萎縮；鼻塞不通，嗅覺遲鈍
腎	主骨，開竅於耳	腰酸背痛，行動無力；耳鳴，眩暈

氣為血之帥，血為氣之母

　　中醫經常會講一句話，「氣為血之帥，血為氣之母」。氣促進血液的生化，推動血液的運行，反過來血又影響氣、滋潤氣，簡單地說氣和血是相互依存、相互影響的。

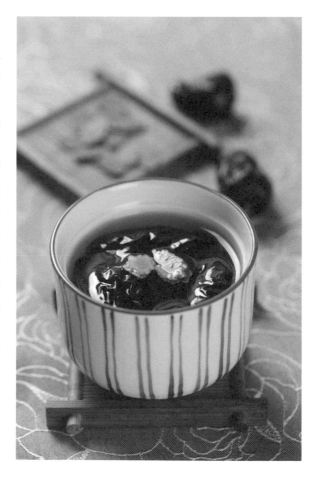

　　比如大出血的時候，可以吃阿膠、紅棗、當歸這些補血食物，但是一般大出血的患者往往都會伴有不同程度的氣虛，這個時候我就會推薦用人參，喝獨參湯，可以補氣。補氣的作用，一是可以把血控制住，不讓血繼續漏出來；二是補氣以後，血能慢慢地生化出來。

　　所以補氣補血要兼顧進行，一個為主，一個為輔。有時候氣不足的人會伴有血虛，血不足的人可能伴有氣虛，如果只是把氣補足了，血還不足，必然還會影響氣。

中醫這樣說「氣」

很多朋友會問我，中醫都說要補氣，那到底什麼是「氣」呢？其實這個問題很難用一兩句話講清楚，這裡我把氣分為三點通俗地來說。

氣是一種資訊。通過身體的分泌物，通過身體的各種味道，我們會獲得相應的資訊。比如小孩的大便很臭，那應該是感染了，有炎症；如果大便無氣味，但是水瀉，那可能是著涼了。

氣是一種能量。吃羊肉，人會熱，這是一種能量，能量有正能量和負能量，要使身體健康，必須保持平和，要嘛就是得到正能量，要嘛就是把身體不需要的負能量代謝掉。

氣是一種場。兩三個人在一起，會有一個氣場；比如你在北方有北方的氣場，在南方有南方的氣場，這是一個能量場，是一種環境。

所以，通俗地說，補氣就是感知資訊，補充能量，調整環境。如果，你今天被雨淋了，通過一些症狀判斷你是風寒感冒，那麼你就要補充能量，可以服用薑茶或紫蘇葉一類溫性的食物。也可以改變氣場，比如泡澡、調高空調溫度，讓身體出一身汗，使寒冷的氣場變得溫暖。

功能	含義	具體表現
推動	激發、推動人體各項生理活動	1. 激發和促進人體的生長、發育和生殖 2. 激發和推動臟腑、經絡的生理功能 3. 推動血液的生成、運行 4. 推動津液的生成、輸布和排泄
溫煦	生化熱量，溫煦人體	1. 使身體保持恒溫 2. 保證各項生理活動正常進行 3. 維持血、津液等陰液正常運行
防禦	護衛肌膚，抵抗外邪	1. 適應外界變化，防禦外邪入侵 2. 祛邪
固攝	固護體內液態物質，不使其無故丟失	1. 固攝血液，防止溢出脈外，保證血液在脈中的正常循行 2. 固攝汗液、尿液、唾液、胃液、腸液等，控制其分泌量、排泄量，防止體液丟失 3. 固攝精液，防止妄泄 4. 固攝內臟，使其保持恒定位置
氣化	氣的運動產生的各種變化	1. 精、氣、血、津液的新陳代謝和相互轉化，即物質轉化為能量、能量孕育物質的過程 2. 臟腑、經絡等的功能活動

中醫缺血≠西醫貧血

西醫角度

西醫是以現代物理、化學、生物科學作為基礎的，所以它比較強調一些理化指標。西醫上的貧血一定是要有生理指標的，比如你的血紅素降低到多少，或者紅血球數量降低到多少。

有些女孩子，總是牙齦出血，或者碰一下，皮下就會出血，這個從西醫角度來說就是維生素缺乏，凝血功能異常；現在很多人服藥以後，藥物中毒，造成骨髓的造血功能出現障礙，這些都屬於貧血，或者叫血液的功能障礙。

中醫角度

中醫上的血虛概念沒有西醫那麼細，它是一個很寬泛的概念。中醫裡面，心是主血的，脾是統血的，肝是藏血的，腎是藏精的，精和血是同源的，那麼凡是這些臟器有關血的功能的低下、減弱，我們都可以稱為血虛。比如，凡是出現面色無華或萎黃、唇色淡白、指甲色淡、頭暈眼花、心悸失眠、手足發麻、女性經量少色淡、經期錯後或閉經、舌淡、脈細無力等症狀都可以診斷為血虛。

> 如果你檢查血的指數都是正常的，從西醫角度說你不貧血；但是如果你總是出現頭暈、眼花、臉色蒼白等血功能降低的現象，中醫上就可以說你是血虛。

補血，中醫西醫各有不同

從西醫角度說，如果貧血，就一定要找出導致貧血的原因。如果是缺鐵性貧血，就要補充鐵元素，多吃含鐵量豐富的食物，如豬肝、紅肉等；如果是大球性貧血，就要輸維生素 B12；如果是骨髓裡的貧血還要針對骨髓進行治療。

中醫裡面認為，凡是補心、補肝、健脾、補肺、補腎的食材，一定有補血功能。比如紅棗，從西醫營養學的角度說，紅棗的補血功能肯定不如豬肝、紅肉，但是從中醫的角度說，紅棗入脾，是健脾的，脾胃是氣血生化之源，脾胃一旦運作起來，氣血自然就慢慢通暢了。

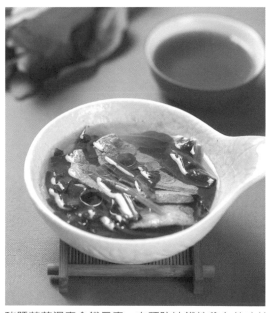

豬肝菠菜湯富含鐵元素，有預防缺鐵性貧血的功效。

小心，補氣血別陷入誤區

⊗ 面色紅潤氣血就足

當人體內氣血、津液充盈，各臟腑功能正常，面部就會表現為紅光隱隱而有光澤，所以在日常生活中，如果看到一個人面色紅潤，我們就會說他氣色好。其實，面色紅潤不一定就是氣血足，我門診上來過很多病人，他們看起來也都是面色紅潤的，但不代表他們身體健康。

比如陰虛的人、火旺的人、情緒激動的人也會面色紅潤；高血壓患者，由於血管壓力很大，臉色也會紅。

再如，更年期女性體內的雌激素降低，肝陽上亢，會有一陣陣潮熱，臉就會變紅。肺結核患者，到了下午，由於身體裡的血熱了，肝氣上逆、肝陽上亢，會導致顴紅。

⊗ 天天吃補鐵劑，就不會貧血

曾經有一位病人問過我這樣一個問題：「石醫生，我天天吃補鐵劑，怎麼還會有缺鐵性貧血呢？」我跟他說，這個就像你坐船去一個地方，能不能到，要看這一路有沒有障礙，船上的各種儲備是否充足。所以，你給自己補鐵的願望很好，但不是說補鐵劑吃進去了就一定能被人體吸收。

首先，不是所有的鐵都會轉變為人體所需要的。鐵有 2 價鐵和 3 價鐵，只有被人體吸收轉化為人體所需要的鐵，才能起到補鐵的作用。

其次，鐵的吸收有一定的條件，就是一定要有酸性環境。如果你的胃酸分泌量很少，那麼鐵的吸收可能就會有問題。

還有一個條件就是脾的運化，從中醫的角度講，就算你吃得再好，天天吃魚、蝦這些富含蛋白質的食物，但是脾不能運化，不能轉化為身體所需要的各種營養物質，那麼，吃得再多也沒用。

⊗ 沒有精氣神就一定是氣虛

如果人沒有力氣，中醫裡面叫沒有精氣神，不能說他就一定是氣虛。有可能是血虛，血不足，也可能是氣跟血都不足，但是它們之間都是相互影響的。

實際上氣虛體質跟陽虛體質是同一類型，只是程度不一樣，氣虛是比較輕的，陽虛就比較重了。同樣，血虛是比較輕的，陰虛是比較重的。

⊗ 面色蒼白就是血虛

面色蒼白，從西醫角度，可能是貧血的一個症狀，因為血管的充盈度不夠，血紅素變少了，血液濃度不足，臉色就會蒼白，但不能說一定是貧血。

從中醫角度說，面色蒼白說明身體裡面的氣血不足了，氣跟血都有可能虛，不僅僅是血虛。

⊗ 低血壓就是氣血虛

低血壓不一定是氣血虛

我經常在網上看到一些網友提問，自己是低血壓，坐的時間長了，一站起來就頭暈，該吃什麼來補氣血呢？

實際上低血壓和氣血虛是兩個概念。低血壓是西醫裡面的概念。血壓由兩個部分組成，收縮壓和舒張壓，當血管擴張時，血壓下降；血管收縮時，血壓升高。

每個人的血壓是不一樣的，低血壓有可能是氣血不足，也有可能先天就血壓低。如果低血壓出現不適症狀，去看中醫，中醫會認為是氣血不足，這個時候就要補，如果一切正常的話，就不要補。

姿勢性低血壓和體質性低血壓

如果你平時坐的時間很長，有人突然把你拉起來，你會感到頭暈，這叫姿勢性低血壓。因為你坐著的時候運動量很小，血壓不需要很高，但是一下子站起來，血壓升不上去，腦子就供血不足了。

體質性低血壓常見於體質衰弱者和女性，有的人沒有任何症狀，有的人可能出現長期眩暈、乏力、氣短、精神不振、易疲勞等症狀。像有些女孩子本身很瘦小，她的血壓就偏低，但是她已經習慣了，沒有症狀，但讓她到西藏、雲南去，她可能就受不了了，會出現一些症狀。

低血壓重在預防

低血壓者平時要加強鍛煉、增強體質，每天都應堅持體能訓練，可以選擇一些輕鬆的運動方式，如瑜伽、散步、跑步等。另外，還要合理飲食、加強營養，在生活中合理搭配膳食、不偏食、不節食，以保證攝入全面充足的營養。

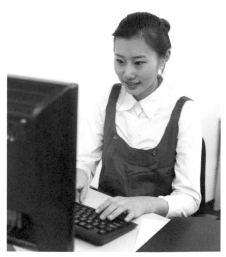

久坐不動的人血壓會偏低，但不一定是氣血虛。

⊗ 補氣血中藥沒有副作用

　　我們長期有一個誤區，認為中藥是沒有什麼副作用的，或者中藥相對來說對人體是比較安全的。

　　其實這種看法有點太絕對了。因為現在的中藥，很多是人工栽培的，有的施用了某些化肥、農藥，所以中藥也會對人體造成傷害，特別是對肝臟、腎臟的傷害。

　　中藥要辨證論治。有朋友向我諮詢，說現在年輕白領中吃「六味地黃丸」的人很多，到底吃了有沒有效果啊？如果你把它當保健品食用，那肯定是不合適的。因為「六味地黃丸」是針對腎陰不足的人，如果你是陽虛體質，本來就陽氣不足，再吃補腎陰的中藥，不是更加地不平衡。故而，哪怕是補氣血的中藥，大量服用或當保健品食用，都有可能產生副作用。

⊗ 補氣血，寒涼食物不能吃

　　我們不能說寒涼的食物就一定是不補的，或者溫的一定是補的，因為它所針對的是不一樣體質的人。

　　有時候我會給偏寒體質的人推薦些偏溫的食物來補氣血，比如龍眼、荔枝，龍眼是補血的，荔枝是補氣的。桑葚也是補血的，但它就是偏涼的。所以，到底要吃什麼食物，要根據個人體質以及當時出現的症狀來看。

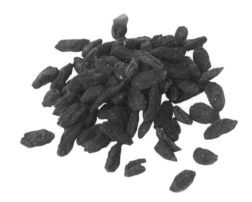

枸杞性平、偏溫，最適合血虛、陽虛體質的人食用。

食物類型	功效及適宜人群	推薦食物
寒性食物	有清熱、瀉火、生津、解暑、解毒之功效，適合陽氣旺盛、偏熱體質者	西瓜、柚子、柿子、奇異果、火龍果、綠豆、苦瓜、番茄、蘆筍、紫菜等
涼性食物	有清熱、生津、解暑之功效，適合陽氣旺盛、偏熱體質者	梨、草莓、黃瓜、芹菜、茄子、冬瓜、白蘿蔔、兔肉等
溫性食物	有溫中、散寒、暖胃之功效，適合有寒涼病症、陽虛畏寒或偏寒體質者	杏、桃、櫻桃、荔枝、山楂、楊梅、南瓜、韭菜、羊肉等
熱性食物	有補元陽、益氣血、祛濕寒之功效，適合手足冰冷、面色蒼白、寒性體質者	桂皮、辣椒、花椒、胡椒、鹿茸、桂圓、榴槤等

中成藥*，補氣血不可或缺的助手

「十全大補丸」只有氣血雙虛者才能吃

說到「十全大補丸」，可能很多人都知道。那「十全大補丸」到底包括哪「十全」？它補什麼呢？

「十全大補丸」源自「十全大補湯」。「十全大補湯」是用「四君子湯」和「四物湯」這兩劑湯藥中的成分外加一味肉桂、一味炙黃耆製作而成的。這個藥既補血又補氣，是比較平衡的。

氣虛喝「四君子湯」

「四君子湯」中的「四君子」指的是「參朮苓草」，即人參（現在多用黨參）、白朮、茯苓、甘草。「四君子湯」具有補氣、健脾之功效，主治脾胃氣虛，如面色萎黃、語聲低微、氣短乏力、食少便溏等。

血虛喝「四物湯」

「四物湯」是中醫補血、養血的經典藥方。「四物」就是川芎、當歸、白芍、熟地黃。具有補血調經的功效，可治療女性月經不調。

氣血雙虛才吃「十全大補丸」

單純的氣虛或血虛都不能吃「十全大補丸」，就是說既有氣虛症狀，又有血虛症狀，如頭暈眼花、指甲乾燥、經血量減少、不易入睡、胸悶、心慌、乏力，走樓梯走幾層樓就氣喘吁吁，而且掉頭髮、耳鳴、打哈欠等才適合。

哪些情況不能吃「十全大補丸」

比如小孩感冒，拉肚子，中醫說，這個是有「邪」的時候，就不能吃「十全大補丸」。如果此時吃，就像有一個小偷到你們家來，你卻把門關起來，中醫叫「閉門留寇」。

還有月經來的時候，也不能吃。月經來的時候要讓經血下瀉，這時候補就相當於把「閘門」攔住，經血就下不來了。所以，女性經期最好不要補，除非月經量很多，沖得很厲害，氣血都漏失掉了，這時要來一道「閘門」，把氣血攔住。

功效	適應證	藥物成分
氣血雙補	氣血兩虛。面色蒼白、頭暈自汗、氣短心悸、體倦乏力、四肢不慍	黨參、白朮、茯苓、甘草、肉桂、當歸、川芎、白芍、熟地黃、炙黃耆

---

* 本書列舉之中成藥僅在中國大陸地區流通販售，本繁體中文版為忠實呈現石晶明醫師專業說明，故仍依原書製作並保留該部分資訊，僅供本書讀者參考，讀者若有發現相同或類似品名中成藥，仍須經醫師處方指示使用。

「烏骨雞白鳳丸」不是女人的「專利」

男性也可以吃「烏骨雞白鳳丸」

在門診上，我曾經給男性開過「烏骨雞白鳳丸」，他們往往很震驚，説這不是女人吃的嗎？男人怎麼也能吃？

「烏骨雞白鳳丸」不僅是女性「專利」，實際上陽虛、氣虛的男性也是可以吃的。比如男性的精液不液化、前列腺增生等症狀，就可以用「烏骨雞白鳳丸」治療。或者你感覺腰膝酸軟，或總是使不上力氣，也適合吃「烏骨雞白鳳丸」。但是有一個前提，就是「烏骨雞白鳳丸」是以溫性藥物為主，它針對的是氣血不足和氣虛體質的人，如若你總是感覺煩熱，口咽乾燥，經常盜汗，便不合適吃。

陽虛、氣虛者特別適合用「烏骨雞白鳳丸」

「烏骨雞白鳳丸」來源於《壽世保元》一書。中醫裡面，雞跟鴨比起來，鴨是偏涼的，雞是偏溫的，烏骨雞更是雞中上品，具有氣血雙補、陰陽兼顧、肝腎同調的功效。

「烏骨雞白鳳丸」是針對陽虛、氣虛的人，像冬天人家蓋一床被子，你得蓋兩床，還要用熱水袋熱敷著，喜歡吃熱的食物，一吃涼的東西就拉肚子，這類人群就適合用「烏骨雞白鳳丸」。但如果你總是口乾，晚上總出汗，大便是很乾的，那往往是不能吃「烏骨雞白鳳丸」的。

孕婦忌吃「烏骨雞白鳳丸」

中醫稱女性「以血為本」「以肝為先天」，雖然「烏骨雞白鳳丸」具有氣血雙補、陰陽兼顧、肝腎同調的特點，但它整體上仍以養血補肝為主，非常符合女性缺血、怕冷的生理特點，十分擅長調治各種婦科疾病，從而成為了一張著名的婦科調補方。但必須注意，本方只適合於虛證，若病症屬實者須慎用，孕婦更要忌用。在服用該藥期間，還應少食生冷辛辣刺激之品。

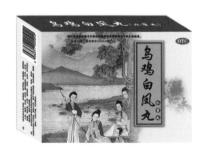

功效	適應證	藥物成分
補氣養血調經止帶	陽虛、氣虛、氣血兩虛。身體瘦弱、腰膝酸軟、月經不調、白帶量多	烏骨雞、鱉甲、牡蠣、人參、黃耆、當歸、白芍、甘草、川芎、地黃、山藥、芡實

「補中益氣丸」針對中氣下陷者

中醫裡面說「脾主升，胃主降」，脾就是把你吃下去的好的東西轉化為精氣，保存在體內，「補中益氣丸」就是針對中氣下陷的人。

什麼叫「中氣下陷」？胃下垂、腎下垂、子宮下垂、肛門脫肛，這些在中醫裡面就叫中氣下陷。你要是拉肚子，吃下去什麼就排出什麼，這個也叫中氣下陷。如果中氣沒有下陷，器官沒有往下垂的時候就不能服用「補中益氣丸」。

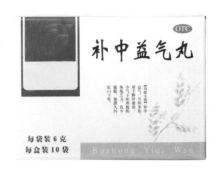

功效	適應證	藥物成分
補中益氣 升陽舉陷	用於脾胃虛弱、中氣下陷所致的體倦乏力、食少腹脹、便溏久瀉、脫肛	炙黃耆、黨參、薑、白朮、當歸、升麻、柴胡、陳皮、紅棗

「金匱腎氣丸」腎陽不足者的福音

金匱腎氣丸，又叫「腎氣丸」「八味地黃丸」，最早出現在東漢大醫學家張仲景的《金匱要略》中，是溫補腎陽的代表方劑。它以附子、桂枝為主藥，補中有泄，能化氣行水，主要用於治療脾腎陽虛。

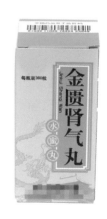

「金匱腎氣丸」是偏溫熱的，比如男性陽痿、早洩、陽氣不足就可以吃，但也不是絕對的。有的男性早洩，但他肝火也旺，那麼「金匱腎氣丸」就不能吃了；像男性早上少晨勃，性欲低下，冬天怕冷，掉頭髮，大便不成形，這時候就可以吃「金匱腎氣丸」。

功效	適應證	藥物成分
溫補腎陽 化氣行水	用於治療腎陽不足引起的腎虛水腫、腰膝酸軟、小便不利、畏寒肢冷、宮寒不孕	乾地黃、山茱萸、茯苓、山藥、澤瀉、牡丹皮、附子、桂枝

「八珍益母丸」偏重於女性氣血兩虛

「八珍益母丸」和「十全大補丸」的區別

　　「十全大補丸」是在「四君子湯」和「四物湯」相加的基礎上加了肉桂和炙黃耆製作而成，而「八珍益母丸」則是在「四君子湯」和「四物湯」相加的基礎上加了益母草。益母草具有活血化瘀的功效，還可以收縮興奮的子宮，故而「八珍益母丸」相對於「十全大補丸」更適合女性服用。

什麼樣的女性適合「八珍益母丸」

　　如果你準備懷孕，或者已經懷孕但是出現了氣血兩虛的症狀，那麼我就會推薦你服用「八珍益母丸」（遵醫囑，不要私自用藥）。

　　對於氣血兩虛的女性，如果月經、白帶都正常，也沒有很嚴重的婦科疾病，就用「十全大補丸」；如果有婦科症狀，比如性欲下降、白帶變少、月經量減少，選「八珍益母丸」就比較好。

功效	適應證	藥物成分
益氣養血活血調經	氣血兩虛兼有血瘀所致的月經不調、行經量少、精神不振、肢體乏力	益母草、黨參、白朮、茯苓、甘草、當歸、川芎、熟地黃、白芍

「人參養榮丸」補氣為主，間接補血

　　如果你看過《紅樓夢》，肯定知道「人參養榮丸」，林黛玉一直在服用此藥丸。其實「人參養榮丸」最早出自宋代的《太平惠民和劑局方》，是氣血雙補的名方。

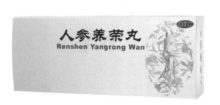

　　「人參養榮丸」偏重於補氣，也能補血，但是補血的功效偏弱，大概為 80% 補氣，20% 補血，適合氣虛且有輕微血虛的人。

功效	適應證	藥物成分
溫補氣血，榮一身氣血	氣血兩虧、心脾不足、形瘦神疲、食少便溏、病後虛弱	人參、白朮、茯苓、炙甘草、當歸、熟地黃、白芍、炙黃耆、陳皮、遠志、肉桂、五味子

阿膠雖好，但不是每個人都適合吃

補血養顏首選阿膠

好的阿膠是用山東最好的黑驢皮，加山東阿城的「阿井之水」熬出來的。

阿膠自古以來就是女性美容養顏的聖品，民間常說「天上龍肉，地下驢肉」，驢肉本身就是滋陰的，驢皮更是滋陰補血，而且膠原蛋白很豐富。阿膠有抗衰老、抗疲勞、增強免疫力的功效。同時，現代醫學也表明，阿膠能促進血紅素和紅血球的生成，具有預防貧血、止血的功效。所以，阿膠是非常好的補血養顏食物。

阿膠的最佳食用方法

很多人知道阿膠好，但不知道怎麼吃，這裡我推薦幾種食用方法。

1. 口服。把阿膠直接放入口中含化。
2. 牛奶沖服。將阿膠粉碎成細粉狀，每次取一小撮（大約 3 克）置於牛奶杯中，邊加入邊攪拌牛奶，使阿膠粉充分溶於牛奶中，溫服。
3. 烊化法。將阿膠砸碎（用信紙或布裹著膠塊，放在較為堅硬的檯面上，用錘子砸成碎末），取 3~9 克（約每塊的 1/3）放入杯中，加冰糖少許，用沸水或藥汁適量沖開，攪拌，放冷後即可服用。

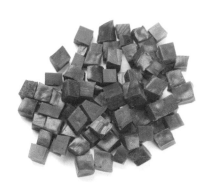

哪些人不適合吃阿膠

阿膠雖好，但不是人人都能吃。如果是氣虛、陽虛體質的人，我不會推薦吃阿膠，阿膠只針對血不足的人，就是陰血不足的人可以吃。

如果是單純一味阿膠，它僅僅是補血的。由於阿膠本身是動物膠原蛋白，還很滋膩，對於消化吸收功能很不好的人，吃阿膠不僅不吸收，反而會影響腸胃功能。

如果你在家裡熬阿膠，可以加一些中藥摻在裡面，比如人參、枸杞等，從而更好地發揮阿膠的作用。

> 中醫提醒，選用有補氣功效的中成藥不能盲目，也不能跟風、病急亂投醫，要根據自己的症狀，在醫生的指導下安全服用中成藥。

食物是天賜的氣血雙補佳品

吃對補氣血，吃錯耗氣血

現在很多人補氣血都有這樣的錯誤觀念，人家吃什麼我也吃什麼，什麼好就一個勁地吃，但是，如果你吃得不對，反而會損耗你的氣血。

前面我已經說過，食物有寒涼溫熱之分（見第 26 頁），人也有這樣的屬性。如果你老上火，痘痘老是層出不窮，說明你的體質偏熱性；如果你一年四季都怕冷，老是穿得比別人多，你的體質就偏寒性。體質偏熱性的人適合吃一些偏寒涼的食物，體質偏寒性的人則適合吃一些偏溫熱的食物。反之，身體的氣血失調情況會更加嚴重。

所以，補氣血不能盲目跟風，只有根據自己的身體狀況找到適合自己的療法，才能使食物真正發揮補充氣血的功效！

白色食物補氣最佳

對於氣虛的病人我會推薦他們吃白色的食物。中醫認為，白色食物是入肺的，肺主氣，支配著呼吸及皮膚的排泄。吃白色食物有助於血液循環、促進排汗、提高免疫力，還能起到潤肺止咳、清肺護膚的作用。

白色食物中富含蛋白質、維生素、鈣等營養素，而以蛋白質含量最高，比如牛奶、雞蛋等。大豆蛋白質含量也很高，但不屬於優質蛋白，豆類的蛋白質結構是不全的。

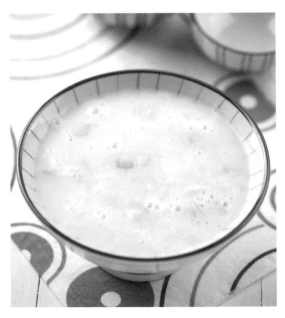

牛奶和山藥都是白色食物，二者煮粥可以補氣益胃、生津益肺。

註：本書第三章補氣血食物按蛋白質含量高低的順序排列。

紅色食物補血最好

對於血虛的病人我會推薦他們吃紅色的食物，因為紅色食物入心，心是主血的。紅色食物中鐵元素是最豐富的，代表食物有豬肉、牛肉、羊肉、番茄等，具有益氣補血、抗衰老、抗癌的作用。

需要注意的是，紅肉中鐵元素固然比較豐富，但同時紅肉中的膽固醇比較高，脂肪也比較多。如果你的血脂很高，在想到紅肉的補鐵功效時，還要考慮到一定的負效應。

> 註：紅肉食物詳見本書第二章，按鐵元素的高低排列。

最補氣血食物名單大公開

	食物	功效	推薦搭配
補血	鴨血	補血養肝，預防貧血	鴨血 + 豆腐 清腸解毒，降血壓、血脂
	豬肝	補肝明目，抑癌抗癌	豬肝 + 胡蘿蔔 補血養血，養肝明目
	豬血	生血補血，預防腫瘤	豬血 + 黑木耳 補益氣血，增強體質
	豬腰	補腎益氣，固精強腰	豬腰 + 韭菜 補腎壯陽，強精固本
	豬心	養心補血，安神定驚	豬心 + 蓮子 寧心靜神，補氣補血
補氣	黑豆	補腎滋陰，健脾潤肺	黑豆 + 醋 改善便秘，輔助降壓
	香菇	補益胃氣，健脾和胃	香菇 + 冬筍 生津止渴，清熱利尿
	黑木耳	活血養陰，潤肺明目	黑木耳 + 紅棗 駐顏祛斑，活血補血
	銀耳	滋陰和胃，生津補血	銀耳 + 百合 清熱生津，利咽潤腸
	山藥	生津益肺，滋陰補陽	山藥 + 粳米 健脾益胃，防止便秘

氣血充盈，女人一生貌美如花

氣血虛的女人老得快

跟女性朋友聊天，經常會聽到這樣的抱怨：皮膚粗糙了，皮膚鬆弛老化了，長斑、長皺紋了……愛美是女人的天性，衰老是女人的第一大「敵」。很多女性為了抵抗衰老會使用大量的化妝品、進美容院，甚至去整容，這都不值得提倡，而且治標不治本。

其實，這些症狀都是由於身體內的氣血不足引起的。氣血充盈，肌膚自然紅潤有光澤；氣虛虧虛，便會加速肌膚衰老。因此，氣血充盈是抗衰老的根本，是女人美容養顏的前提。

是什麼動了女人的氣血

女性朋友都知道要補血，卻不知道為什麼女性比男性更要注重補血。這是因為女性有區別於男性的四大生理特徵：經、帶、胎、產。

經，指經期，西醫叫生理期，只有在生理期內，你是可以正常出血的。雖然出的血是經血，但身體裡面的血液還是會造成一定的流失。

帶，指白帶，雖然白帶是分泌物，但是從中醫角度講，精和血是同源的，精液流失了，也會造成血液濃度的改變。

胎，指懷胎，十月懷胎的時候，寶寶的營養都是通過媽媽臍動脈、臍靜脈輸送的，所以會消耗媽媽的氣血。

產，指生產，不管是順產還是剖腹產，多多少少會有出血，產後還有惡露，也是血，也會造成女性的血液比男性更容易流失。

所以，從中醫角度來說，女性對血液的要求和需求量更大，因此要更注重補血。

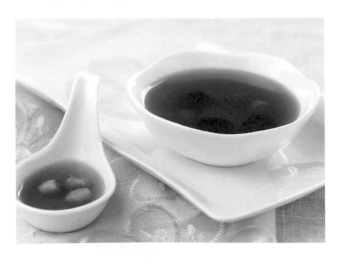

每天三顆紅棗，加一小把花生熬湯，特別適合女性產後補虛養血。

不同人群的氣血狀況

女人一生的氣血狀況

　　中醫認為：女性與男性最大的不同，就是她們在生理上具有「經帶胎產」的特點，所以她們氣血的損耗要比男性大，出現各種氣血功能紊亂的機率更高。尤其是隨著年齡的增長，中老年女性體內激素水準會出現自然下降，從而導致臟腑氣血衰退，此時非常需要調補氣血，以維持健康、抵抗衰老。

時期	狀況	解讀
一七 （7歲）	腎氣盛，齒更髮長	女子到了6歲，乳牙開始掉落，逐漸長出恒齒；原本的黃毛丫頭開始長出一頭烏髮。到了7歲，腎氣開始推動生長發育，即「齒更髮長」
二七 （14歲）	天癸至，任脈通，太衝脈盛，月事以時下，故有子	任脈主血，主胞胎，主女子的生育。女子到14歲時，由於任脈通暢、氣血充足，起於會陰的衝脈主氣，衝脈氣帶著任脈血而行，第二性徵發育。因此，14歲時會來月經（有的女孩還會更早），乳房發育
三七 （21歲）	腎氣平均，故真牙生而長極	古人言「女子二十而嫁」，因為女子21歲的時候，腎氣平均；「真牙生而長極」，意思就是身體開始逐漸達到一個高峰狀態
四七 （28歲）	筋骨堅，髮長極，身體盛壯	腎肝的功能達到了一個極點，28歲時女子身體最健壯，在生命狀態的最高峰期，最適合生育
五七 （35歲）	陽明脈衰，面始焦，髮始墮	陽明脈就是胃經，起於承泣穴，經臉部循環。氣血衰是由胃經而始生。35歲時血不能榮於面，臉開始變得憔悴。同時容易長魚尾紋和抬頭紋，顯出老相。頭髮開始脫落
六七 （42歲）	三陽脈衰於上，面皆焦，髮始白	少陽膽經衰，兩鬢就開始斑白；陽明經衰，前額頭髮開始變白。太陽、少陽、陽明三經衰，42歲時面部開始出現憔悴現象，頭髮也逐漸變白了，記憶力也會隨之變差
七七 （49歲）	任脈虛，太衝脈少，天癸竭	49歲時任脈的血開始減少，同時，太衝脈衰少，陽氣陰血虛了，生育能力大不如前

男人一生的氣血狀況

　　無論是社會、家庭，都會對男性寄予很大的期望，因此男性往往需要付出更多的努力，況且他們還承擔著撫養家庭、繁衍後代的繁重任務，心理壓力比較大。所以就中醫而言，男性較容易出現心火旺盛、肝陽上亢、腎陰虛衰、心脾不寧，從而影響到他們的食欲、性欲、睡眠等生理功能。

時期	狀況	解讀
一八 （8歲）	腎氣實，髮長齒更	男子到了8歲，腎氣充實起來，頭髮開始茂盛，乳齒也更換了
二八 （16歲）	腎氣盛，天癸至，精氣溢泄，陰陽和，故能有子	16歲時，腎氣旺盛，天癸產生，精氣滿溢而能外泄，兩性交合，就能生育子女
三八 （24歲）	腎氣平均，筋骨勁強，故真牙生而長極	24歲時，腎氣充滿，筋骨強健有力，真牙生長，牙齒長全
四八 （32歲）	筋骨隆盛，肌肉滿壯	32歲時，筋骨豐隆盛實，肌肉豐滿健壯。這個時期的男子不但身體，包括精神狀態都是最成熟的時期，也是男子優生的最佳時期
五八 （40歲）	腎氣衰，髮墮齒槁	40歲以後，男子開始衰老，頭髮和牙齒都開始脫落
六八 （48歲）	陽氣衰竭於上，面焦，髮鬢斑白	48歲以後，男子有可能兩鬢斑白，這是少陽氣衰的表現
七八 （56歲）	肝氣衰，筋不能動，天癸竭，精少，腎藏衰，形體皆極	肝經是繞生殖器而存的一條經脈，肝氣衰，男人就會喪失生殖能力。所以，男人在56歲時就可能會出現陽痿。「形體皆極」是指形體和內在功能都達到了一個過分疲勞的狀態
八八 （64歲）	則齒髮去，五藏皆衰，筋骨解墮，天癸盡矣	64歲時，人體的牙齒和生髮功能明顯退化，開始掉牙齒和頭髮，骨骼、筋腱、關節鬆弛，性功能和生育功能基本消失

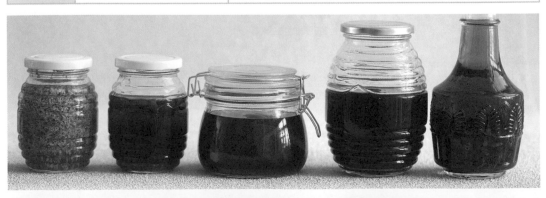

中老年人的氣血特點

脾胃虛弱、氣血漸虧	脾胃為後天之本。步入中老年後，脾胃虛弱，消化吸收水穀精微的能力不足，氣血生化無源，這是衰老的重要原因。另外，脾主肌肉，中老年人還極易出現肌肉萎縮，所以需要進行適當的運動，調理氣血，強身健體
腎氣不足、精不化氣	腎為先天之本，腎中精氣是構成人體的基本物質。腎氣漸虛時，精氣不足，不能充養髓海，就會導致大腦思維遲鈍、言語多誤、健忘，甚至癡呆，對疾病的反應、自癒能力差，人體就無法正常地生長發育，更無法維持正常的工作和生活
心肺無力、氣滯血瘀	由於年老體衰，臟腑功能出現虛損，容易心氣、肺氣不足，導致氣血運行無力。當氣血運行無力、血行不暢時，就很有可能停留在某處，造成「氣滯血瘀」或者痰留。因此，心肺的保健顯得尤為重要

孩子的氣血特點

兒童在臨床上除了一些先天性畸形、遺傳性疾病之外，最常見的就是消化道、呼吸道疾病，也就是中醫所說的肺系、脾胃系病症。如肺氣不足、表衛虛弱、免疫功能低下導致的感冒、上呼吸道感染，脾胃不和、運化失常、消化吸收異常造成的腹瀉、食欲不振等病症。中醫認為肺主氣，脾生氣血，因此小孩也時常有氣血不調的症狀。

稚陰稚陽之體	孩子是「稚陰稚陽」之體。所謂「稚陽」，是指體內各臟腑的功能活動還都幼稚不足和處於不穩定的狀態；所謂「稚陰」，則指精、血、津液以及臟腑、筋骨、腦髓、肌膚等有形的物質還沒有發育完善。說明氣血還不充足，體質易虛易實，易寒易熱。所以，父母要做好疾病預防的工作，增強孩子的體質，提高身體免疫功能和抗病能力
脾常不足	孩子的生長發育特別旺盛，比成人的生長率要高很多、快很多，需要的營養物質也就特別多。但孩子脾胃薄弱，消化能力較差，加上飲食不能自制，容易為飲食所傷
肝常有餘	肝屬木，在春天生發。幼兒期是人一生中的春天，正是肝氣初生的時候，少陽之氣特別旺盛。中醫上稱之為「肝常有餘」，最典型的症狀便是性急、煩躁、脾氣大

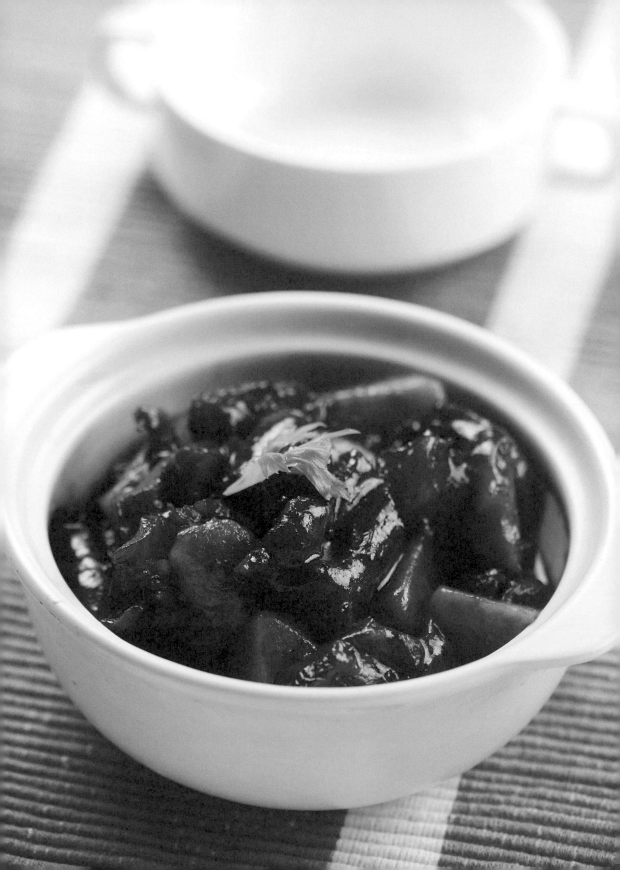

貳

大補氣血
首選紅肉

鴨血　補血養肝

鴨血是理想的補血佳品之一，可清腸解毒，被稱為人體「清道夫」。鴨血性涼，非常適合夏天食用，且營養豐富，適用於病後調理、營養不良者。

選購	選擇暗紅色，細膩嫩滑，有淡腥味的	儲存	放入冰箱冷藏
成分	鐵、蛋白質等多種微量元素、維生素 K 等	烹飪	應配有蔥、薑等作料去除異味，不宜單獨烹飪
性味歸經	性寒，味鹹。歸肝、脾經	產地	全國各地

大補氣血

生血補血—鴨血含鐵量很高，鐵是人體造血過程中不可缺少的元素，可有效預防缺鐵性貧血。同時鴨血還可為人體補充多種維生素。

功效延伸

止血凝血—鴨血中含有維生素 K，能促使血液凝固，有止血功能。

清腸排毒—鴨血中的蛋白質經過胃酸分解，會產生一種清理毒素及潤腸的物質，能與進入人體內的粉塵和有害金屬微粒起生化反應，可以清腸排毒。

病後調理—鴨血中含多種微量元素，對病後的調養、營養不良者有益處。

不補反傷身

❌ 焯不透。鴨血無論燒、煮一定要焯透，否則會有細菌殘留。

❌ 不分病症吃。高膽固醇血症、肝病、高血壓和冠心病患者應少食；平素脾陽不振、寒濕瀉痢之人慎食。

❌ 食用過多。鴨血不宜過多食用，以免增加體內的膽固醇。

氣血雙補搭檔

★鴨血＋豆腐
二者搭配可益氣補血、清腸解毒、降血壓、降血脂，適合高血壓、高血脂症患者。

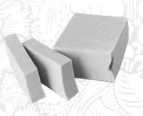

★鴨血＋菠菜
二者搭配有補血排毒、清熱化痰的功效，適宜貧血患者。

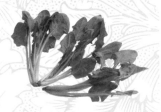

★鴨血＋韭菜
二者結合，可氣血雙補、健脾胃、排毒養顏，適合寒性體質者。

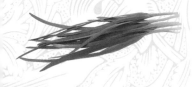

鴨血粉絲湯

鴨血 100 克，洗淨切成條，放入開水中焯透；粉絲 20 克，放入清水中浸泡；熟鴨腸、熟鴨肝各 30 克，切小丁；油豆腐、香菜、辣油、鹽各適量。將油豆腐切成三角片，鍋中燒開水，放入油豆腐煮 1~2 分鐘，放入鴨血煮熟透，最後加入粉絲，加鹽略煮，盛出。放入切好的鴨肝、鴨腸，加香菜和少許辣油調味即可。

功效：鴨血含鐵量較高，而且以血紅素鐵的形式存在，容易被人體吸收利用，補血功效好，對營養不良、腎臟疾患和病後的調養都有益處。特別適合中老年人食用。

韭菜炒鴨血

鴨血 250 克，洗淨，切塊，用開水焯透；韭菜 100 克，洗淨，切段；薑絲、蒜片、鹽、料酒各適量。油鍋燒熱，放入薑絲、蒜片炒香，倒入鴨血，用中火翻炒 2 分鐘，放入鹽和料酒調味，最後放入韭菜，翻炒均勻即可。

功效：鴨血有補血和清熱排毒的作用，韭菜能促進血液循環。韭菜炒鴨血可以滋補肝臟、溫補脾胃，特別適合春分時節食用。

涼拌鴨血

鴨血 400 克，洗淨，備用；蒜泥、料酒、醋、鹽各適量。鍋內加清水，加料酒和醋，放入鴨血煮熟透。煮好的鴨血切成塊，撒上蒜泥，加入鹽調味即可。

功效：涼拌鴨血有補血、預防缺鐵性貧血的功效。鴨血中膽固醇較高，因此心血管疾病者應慎食。

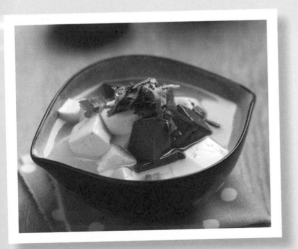

鴨血豆腐湯

鴨血 150 克，洗淨，切塊，放入開水中焯透；豆腐 1 塊，洗淨，切塊；香菜、鹽、香油各適量，香菜切碎。鍋中燒開水，放入鴨血塊和豆腐塊煮熟，加鹽、倒入適量香油調味，最後撒上香菜即可。

功效：鴨血中富含鐵元素和維生素 K，豆腐中富含蛋白質，鴨血和豆腐同煮湯，可氣血雙補，還可清腸排毒。

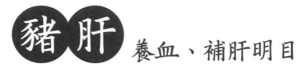

豬肝　養血、補肝明目

豬肝富含蛋白質、維生素A、維生素B群、維生素C及鈣、鐵、磷、鎂等礦物質，可補血養顏、明目益眼、增強免疫力。但豬肝膽固醇含量偏高，心血管疾病患者應慎食。

選購	挑表面光澤，紫紅均勻，有彈性，無硬塊、水腫的	儲存	洗淨、瀝乾，在表面均勻塗一層油，放冰箱冷藏
成分	鐵、維生素A、鈣、磷、蛋白質及維生素B群等	烹飪	烹製前用水反覆沖洗乾淨
性味歸經	性溫，味甘、苦。歸肝經	產地	全國各地

大補氣血

補血養血—豬肝中有豐富的血紅素鐵，且在人體內吸收率高達37%。食用豬肝可調節、改善貧血病人造血系統的生理功能，防治缺鐵性貧血、惡性貧血等。

功效延伸

明目—豬肝富含維生素A，能保護眼睛，維持正常視力，防止眼睛乾澀、疲勞。適合夜盲、目赤等患者。

去除毒素—豬肝中富含維生素B群，其中的維生素B2對補充機體中的輔酶、完成機體對一些有毒成分的排出有重要作用。

抗癌抑癌—豬肝中還具有一般肉類食品不含的維生素C和微量元素硒，能增強人體的免疫力，並能抑制腫瘤細胞的產生，具有較強的抑癌作用。

不補反傷身

❌ 炒不熟。烹飪豬肝時不要一味求嫩，一定要加熱至全熟變成褐色為止，這樣才能有效去毒，殺死病菌、寄生蟲卵。

❌ 一次吃太多或經常吃。豬肝膽固醇含量偏高，高血壓、冠心病、高血脂症患者應慎食或少食豬肝。

氣血雙補搭檔

★豬肝＋菠菜

豬肝富含維生素B群和鐵，菠菜富含葉酸，二者搭配能促進營養成分吸收。

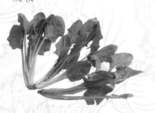

★豬肝＋白菜

白菜清熱祛火，豬肝補血養肝，二者同食可清肺養胃、補血養顏。

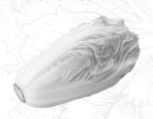

★豬肝＋胡蘿蔔

胡蘿蔔含有豐富的胡蘿蔔素，豬肝含有豐富的鐵和維生素，二者結合可以雙補氣血、養肝、明目。

豬肝綠豆粥

豬肝150克，洗淨，切成薄片；綠豆50克，洗淨，用冷水浸泡3小時，撈出瀝乾水分；粳米100克，洗淨，用冷水浸泡半小時，撈出瀝乾水分；料酒、薑末、鹽各適量。豬肝加入料酒、薑末、鹽醃製。鍋中放清水、綠豆，煮沸後，加入粳米，攪拌幾下，再改用小火熬煮。粥將成時加入豬肝片，用大火煮沸，加鹽調味即可。

功效：豬肝綠豆粥有補益元氣、補肝養血、清熱明目的功效。特別適合面色薑黃、視力減退、視物模糊的體弱者。

銀耳豬肝粥

豬肝150克，洗淨切片；銀耳20克，放入溫水中泡發，撕成小朵；粳米50克，淘洗乾淨；水澱粉 *、鹽、料酒、薑片各適量。豬肝放入碗中，加入水澱粉 *、鹽、料酒、薑片拌勻掛漿。鍋內加清水，倒入粳米煮成粥，放入銀耳，再倒入豬肝，煮10分鐘即可。

功效：銀耳豬肝粥有補血、養肝、明目、美容護膚的功效，銀耳既可補益脾胃之氣，又有益氣清腸、滋陰潤肺的作用，此粥尤其適合女性食用。

* 太白粉或玉米粉等加水拌勻，作為勾芡或上漿用。

黑木耳豬肝湯

豬肝200克，切片，加料酒醃製；黑木耳25克，用清水泡發，洗淨備用；薑、紅棗、鹽各適量；薑去皮切片，紅棗去核。鍋內加適量清水，水煮沸後放入黑木耳、薑片和紅棗，改中火慢熬1個小時左右，放入豬肝。待豬肝熟透，加鹽調味即可。

功效：黑木耳豬肝湯有補益氣血、活血祛瘀的功效，可以預防肝失疏泄、氣滯血瘀等症。此湯性質平和，男女老少皆宜。

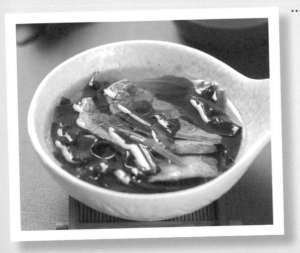

豬肝菠菜湯

豬肝200克，洗淨切片；菠菜300克，洗淨切段；鹽、薑片、香油各適量。豬肝放入鍋中加適量清水，放入鹽、薑片煮沸。待豬肝煮熟後，放入菠菜略煮，淋上香油即可。

功效：豬肝菠菜湯中富含維生素A、維生素B2、鐵和鉀，有養陽益氣、養血明目的功效，可輔助治療貧血、夜盲症。

豬血 生血益氣

豬血，又稱液體肉、血豆腐、血花，是理想的補血食品之一，有排毒清腸、補血美容的功效。

氣血雙補搭檔

★豬血＋鯽魚

補益氣血，常吃可輔助治療貧血、氣血不足、身體虛弱、神經衰弱等症。

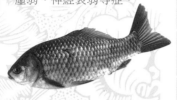

★豬血＋豆腐

二者搭配有補血益氣的功效，適用於貧血、體質虛弱者。

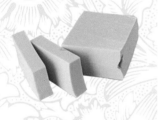

★豬血＋黑木耳

二者搭配，可以補益氣血，增強體質，適合體虛者。

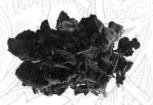

選購	宜選呈暗紅色，較硬，易碎，有淡腥味的	儲存	用開水煮透，冷卻後，包上保鮮膜冷藏
成分	蛋白質、維生素 B 群、鈣、磷、鐵、硒、鈷等	烹飪	不宜單獨烹飪
性味歸經	性平，味鹹。歸肝經	產地	全國各地

大補氣血

生血養血——豬血中含有豐富的血紅素鐵，在人體內吸收率高，補鐵效果好。可以防治缺鐵性貧血，並能有效地預防中老年人患冠心病、動脈硬化等症。

功效延伸

防止惡性腫瘤生長——豬血中含有的鈷是防止人體內惡性腫瘤生長的重要微量元素。

病後調理——豬血中含有多種微量元素，對營養不良、腎臟疾病、心血管疾病的病後調養都有益處。

清腸通便——豬血中所含有的蛋白質，經胃酸分解後，會產生特殊物質，能較好地消除人體內的毒素和有害金屬微粒。

不補反傷身

❌ 過量食用。過量食用豬血會造成鐵中毒，影響其他礦物質的吸收，也會給人體帶來負擔。

❌ 不分病症吃。有痢疾、腹瀉、胃下垂等疾病者慎食。

❌ 與黃豆同吃。豬血和黃豆搭配食用，易引起消化不良。

豬血豆腐湯

豬血 250 克，洗淨，切片，入沸水中焯透；豆腐 100 克，切塊；蔥末、薑末、料酒、鹽各適量。油鍋燒熱，爆香蔥末、薑末，放入豬血片，加料酒、清水。煮沸後，放入豆腐塊，加鹽調味即可。

功效：豬血豆腐湯富含蛋白質、鐵、鋅、鈣、磷等營養素，有益氣養血、補脾養腎的功效。適合貧血、體質虛弱者食用。

豬血菠菜湯

豬血 200 克，洗淨，切片，入沸水中焯透；菠菜 100 克，洗淨切段，入沸水焯一下；高湯、薑片、鹽各適量。高湯入鍋中煮開，放入豬血片、薑片煮 10 分鐘。放入鹽調味，起鍋前放入菠菜略煮即可。

功效：豬血菠菜湯有補血、明目、潤燥的功效，能補充人體內的鐵元素，還能有效緩解便秘。女性生理期可適量喝豬血菠菜湯。

韭菜炒豬血

豬血 250 克，洗淨，切片，入沸水中焯透；韭菜 100 克，洗淨切成段；蒜末、醬油、鹽各適量。蒜末放入油鍋中煸出香味，倒入豬血片翻炒均勻。加少許清水、適量醬油、鹽炒勻。再放入韭菜，炒熟即可。

功效：韭菜炒豬血有溫中行氣、清肺健胃、清腸通便的功效。對心腦血管疾病有很好的調養和預防作用。建議春季多吃韭菜，可以袪邪散寒，增強脾胃之氣。

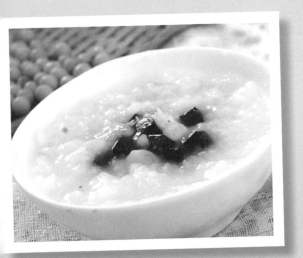

豬血魚片粥

豬血 200 克，洗淨，切片，入沸水中焯透；粳米 100 克，淘洗乾淨，備用；青魚 1 條，除去磷、內臟和鰓，先切段，然後將中段魚肉削薄片；鹽、薑絲、料酒各適量。魚片用料酒、薑絲拌勻稍稍醃製。鍋中放入清水，將粳米煮成粥。粥熟後先加豬血片略煮，再加入魚片煮熟，加鹽調味即可。

功效：豬血魚片粥有養血補氣的功效，適用於頭暈、四肢乏力等症狀，適合貧血者、氣血不足者。

豬腰 大補腎氣

豬腰具有補腎氣、通膀胱、消積滯、止消渴之功效，能增強記憶力。可用於治療腎虛腰痛、水腫、耳聾等症。

選購	挑選表面有層膜，光澤不變色，無出血點的	儲存	短時間內可放冰箱保鮮，否則必須冷凍
成分	蛋白質、維生素C、維生素B群、鋅、鐵、銅、磷等	烹飪	將白色腰臊去除乾淨，能防異味
性味歸經	性平，味甘、鹹。歸腎經	產地	全國各地

大補氣血

益氣補腎—中醫認為，「以形補形，以臟補臟」，因而豬腰有補腎益氣的功效，適合腎虛者食用。

功效延伸

利尿消腫—《名醫別錄》中說豬腰「和理腎氣，通利膀胱」。豬腰有利尿、消腫的作用。尤其適用於面肢水腫、足膝痿弱、遺精盜汗等症。

治耳聾—豬腰富含蛋白質、脂肪、碳水化合物、鈣、磷、鐵和維生素等，有補腎氣的作用。有助於治療老人腎虛耳鳴、耳聾等症。

固精強腰—豬腰有補腎固精、強腰、益骨髓的作用，適用於腎虛勞損、陰陽俱虧所致的腰脊疼痛、腰膝酸軟等症。

不補反傷身

❌ 食用過多。豬腰不宜多食，以免攝入過量膽固醇，加重高血壓、冠心病、動脈粥狀硬化等症。

❌ 不分病症吃。膽固醇偏高、血脂偏高者不宜食用。

❌ 與田螺、白蘿蔔同吃。豬腰和田螺同食，可能會引起腹痛；與白蘿蔔同食，容易造成消化不良。

氣血雙補搭檔

★豬腰＋金針菇
二者搭配食用，可以補氣補血，改善腦缺氧，消除腦疲勞。

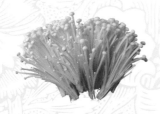

★豬腰＋韭菜
二者搭配可以補腎益氣，強精固本。適用於腎虛遺精者。

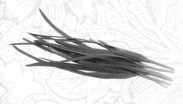

★豬腰＋黑木耳
搭配食用可補氣血，緩解腎虛腰痛症狀。

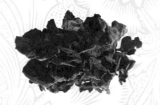

爆炒豬腰

豬腰350克，洗淨除去臊腺，切成腰花；洋蔥1個，青椒2個，分別洗淨切塊；薑片、蒜泥、蔥段、料酒、醬油、白糖、花椒、鹽各適量。清水裡加幾粒花椒，放入腰花浸泡10分鐘以去除臊味。油鍋燒熱，放薑片、蒜泥、蔥段熗鍋，放入腰花，在爆炒過程中放適量料酒、醬油，加洋蔥塊、青椒塊炒熟，加鹽、白糖調味即可。

功效：豬腰有益氣補腎、利尿消腫的功效，洋蔥有利於通氣血，青椒有助於防止血液凝固。三者搭配適用於腎虛引起的小便不利、腰膝酸軟、頭暈目眩等。

核桃黑豆豬腰湯

豬腰150克，洗淨除去臊腺，切成腰花，加料酒、薑片醃製；核桃肉50克，洗淨備用；黑豆100克，用小火炒至豆衣裂開，洗淨；鹽適量。將腰花、核桃肉、黑豆一起放入鍋內，加適量清水。大火煮沸後，改用小火煮2小時，加鹽調味即可。

功效：核桃黑豆豬腰湯可補腎氣不足，適用於小兒遺尿、腎虛腰痛等症狀。炒熟後的黑豆，由於其熱性大，多食易上火，尤其是小兒不宜多食。

金針菇炒豬腰

豬腰350克，洗淨除去臊腺，切成腰花；金針菇250克，洗淨，切段；醬油、料酒、鹽、蔥段、薑絲、水澱粉*各適量。腰花用醬油、料酒、鹽拌勻。油鍋燒熱，放入蔥段、薑絲煸炒，再放入腰花炒熟，加金針菇段煸炒入味，用水澱粉*勾芡即可。

功效：豬腰有補腎益氣的作用，金針菇具有止血、補肝的作用。兩者搭配炒食，可補養腦細胞，改善腦缺氧，增強注意力，消除腦疲勞，對用腦過度、頭暈目眩者尤為適宜。

* 太白粉或玉米粉等加水拌勻，作為勾芡或上漿用。

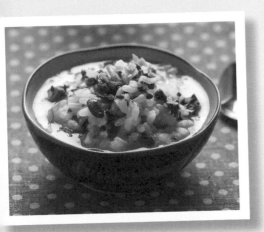

枸杞豬腰粥

豬腰100克，洗淨除去臊腺，切丁，加料酒、薑片醃製；枸杞10克，去雜質後洗淨；粳米100克，淘洗乾淨；蔥花、鹽各適量。將豬腰丁、枸杞、粳米放入鍋內，加入適量清水，大火燒沸，再改用小火熬煮成粥，加鹽調味，撒上蔥花即可。

功效：枸杞豬腰粥有養血益氣、滋補肝腎、固精強腰的功效，適用於腎虛勞損者。枸杞有抗氧化、抗衰老、補腎、保肝的功用。

豬心　補氣補血、寧心神

豬心是一種補益食品，自古以來就有「以形補形，以臟補臟」的說法。據現代營養學分析證明，豬心是一種營養十分豐富的食品，一般人群均可食用。

選購	挑選淡紅色，具有韌性和彈性，氣味正常的	儲存	冰箱冷凍保存
成分	蛋白質、維生素 B1、維生素 B2、維生素 C、鐵等	烹飪	豬心烹飪前要先去除脂膜
性味歸經	性平，味甘、鹹。歸心經	產地	全國各地

大補氣血

養心補血—豬心含有鐵、蛋白質、脂肪、鈣、磷、維生素 B1、維生素 B2、維生素 C 以及菸鹼酸等，能補心養血，對治療心悸、心慌、怔忡有良好效果，對加強心肌營養、增強心肌收縮力有很大的作用，有利於功能性或神經性心臟病的痊癒。

功效延伸

安神定驚—豬心所含的營養成分有安神定驚的功效，適宜心虛多汗、驚悸恍惚、失眠多夢之人和精神分裂症、癔病（歇斯底里）者食用。

不補反傷身

❌ 經常食用或食用過多。豬心中的膽固醇偏高，因此不宜經常食用，一次食用量也不宜過多，高血壓、高血脂症、冠心病、動脈粥狀硬化患者應慎食。

❌ 吃完豬心後立即飲茶。茶葉中的單寧酸與豬心中的鐵結合，會形成不易溶解的物質，造成便秘。

❌ 豬心與花生同食。豬心富含鋅、鐵等礦物質，而花生中含植酸，一起食用會影響鋅的吸收。

氣血雙補搭檔

★ **豬心 + 蓮子**
蓮子可以滋補元氣、健脾胃、養心神，二者搭配有補氣補血、寧心靜神的功效。

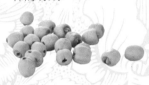

★ **豬心 + 胡蘿蔔**
胡蘿蔔有補肝明目、清熱解毒的功效，二者搭配，補血補虛，非常適合經常在電腦前用眼的人食用。

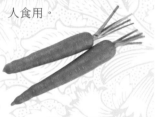

★ **豬心 + 當歸**
當歸補氣活血，潤腸滑腸，二者搭配可預防貧血，並可鎮靜安神。

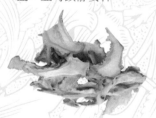

柳松菇豬心湯

豬心200克，去脂膜，洗淨，切片；乾柳松菇80克，冷水泡發，去蒂，洗淨切段；聖女番茄6顆，洗淨切半；油菜適量，擇洗乾淨；蔥花、薑片、高湯、蒜油、料酒、醬油、鹽各適量。油鍋燒熱，放入蔥花、薑片熗鍋，倒入豬心片翻炒，加入料酒，加醬油炒至上色，倒入高湯，入柳松菇、鹽煮沸。再放入聖女番茄、油菜繼續煮5分鐘，淋蒜油即可。

功效：柳松菇蛋白質含量豐富，能益氣開胃、健脾止瀉，有很好的保健作用。柳松菇豬心湯具有養血安神、補血的功效，適用於驚悸、自汗、不眠等症。

芹菜拌豬心

豬心250克，去脂膜，洗淨；芹菜100克，去葉留莖，切成小段，用開水焯透；鹽、蔥段、蒜末各適量。豬心放入鍋中，加足量的清水，快煮熟時，加鹽、蔥段、蒜末等去腥味。撈出熟豬心，涼後切成薄片。芹菜莖放在豬心片上，加鹽拌勻即成。

功效：芹菜和豬心都對高血壓和心腦血管疾病有輔助治療作用。芹菜拌豬心有補氣養血、寧心安神的功效。

豬心蓮子湯

豬心200克，去脂膜，洗淨，切片；蓮子適量，去心；紅棗、桂圓肉各適量，分別洗淨；蔥段、薑片、醬油、鹽、香油各適量。油鍋燒熱，將蔥段、薑片爆香，加醬油、鹽及清水，放入豬心片、蓮子、桂圓肉、紅棗，大火燒沸，小火煮至蓮子酥軟。出鍋前淋香油即可。

功效：此湯兼有營養和食療價值，具有滋補元氣、補血健脾、養心安神的功效，適用於心神不寧、神經衰弱等症。感冒發熱者不宜食用本湯。

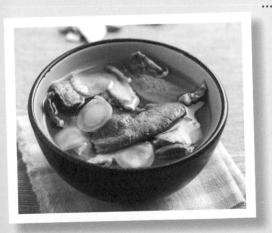

人參當歸燉豬心湯

豬心250克，去脂膜，洗淨；人參10克，當歸15克，分別洗淨切片；鹽適量。把人參、當歸塞入豬心內放入燉盅，加開水適量，燉盅加蓋，置鍋內用小火燉3小時，加鹽調味即可。

功效：此湯有益氣養血、補心安神的功效，適宜神經衰弱屬心氣不足、心血虛少者。適用於頭暈目眩、四肢無力、心悸失眠等症。

氣血雙補搭檔

★牛肉 + 白蘿蔔
白蘿蔔搭配富含蛋白質的牛肉具有利五臟、益氣血的功效。

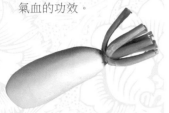

★牛肉 + 馬鈴薯
牛肉與馬鈴薯搭配有益氣養血、健脾胃、強筋骨的功效。

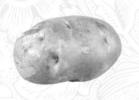

★牛肉 + 紅棗
滋養脾胃、補虛養身、強筋健骨，有促肌肉生長和促傷口癒合之功效。二者搭配，可以氣血雙補。

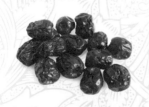

牛肉 氣血雙補

牛肉蛋白質含量高，而脂肪含量低，味道鮮美，享有「肉中驕子」的美稱。牛肉有補脾胃、益氣血、強筋骨的功效，尤其適合氣血兩虛的人。

選購	挑選無紅點、有光澤、脂肪潔白或淡黃的	儲存	擦去水分，密封冷凍保存
成分	鐵、蛋白質、維生素 A、鉀、磷、鋅、鈣等	烹飪	牛肉纖維組織較粗，最好垂直於紋路橫切
性味歸經	性平，味甘。歸脾、胃經	產地	全國各地，部分進口

大補氣血

補血養血—牛肉富含蛋白質、胺基酸，有助於補血養血。寒冬食用，有暖胃作用，為寒冬補益佳品。

功效延伸

強壯肌肉—牛肉富含肌氨酸，被稱作「肌肉燃料之源」，能在人體內迅速轉化為能量，幫助人體增強肌力、增長肌肉。

提高抵抗力—牛肉含有豐富的蛋白質，胺基酸組成比豬肉更接近人體需要，能提高人體抵抗力，對生長發育及手術後、病後調養、組織修復等有作用。

延緩衰老—隨著年紀的增長，皮膚中含有的膠原蛋白會漸漸流失。牛肉中含有豐富的膠原蛋白，可延緩皮膚老化。

不補反傷身

❌ 不分病症吃。消化能力弱、高血脂、高膽固醇者不宜食用。

❌ 與韭菜同食。牛肉與韭菜不宜同食，牛肉補氣暖胃，韭菜辛辣溫熱，二者同食，易使人體發熱動火，有可能導致牙齦炎、口瘡等症狀。

❌ 燻烤或醃製。這樣會產生苯芘和亞硝胺等致癌物質。

牛肉粳米粥

牛肉 50 克，洗淨，切絲；粳米 100 克，洗淨；薑片、蛋清、料酒、鹽、蔥花各適量。牛肉絲用薑片、蛋清、料酒醃製片刻。鍋內加清水，倒入粳米，大火燒開後轉小火繼續煮 10 分鐘。牛肉絲加清水煮開，放薑片，撇去浮沫至湯水清澈，全部倒入米粥內同煮 45 分鐘，加鹽調味，撒蔥花即可。

功效：牛肉配以粳米，更宜補脾胃之氣，有健脾強胃、補中益氣、強筋健骨的功效。適合產婦食用。

番茄燉牛腩

牛腩 400 克，洗淨，切塊，用熱水焯一遍，再洗淨；番茄 2 個，洗淨，去皮，切丁；蔥段、薑末、八角、桂皮、鹽各適量。油鍋燒熱，倒入薑末炒香，放入番茄炒碎後放入牛腩塊，加適量清水，放入蔥段、八角、桂皮，改小火慢燉 60 分鐘左右，加鹽調味即可。

功效：番茄中富含維生素 C，有利於促進牛肉中鐵的吸收和膠原蛋白的轉化。番茄燉牛腩有補血養顏、生津止渴的功效，適合中氣下陷、貧血久病的人食用。

青椒炒牛肉片

牛肉 250 克，洗淨，切片；青椒 200 克，洗淨，切片；料酒、醬油、水澱粉*、鹽、蔥花各適量。牛肉用料酒、醬油、水澱粉*醃製片刻。油鍋加熱，放牛肉片炒熟，倒入青椒片翻炒片刻。加鹽調味，撒上蔥花即可。

功效：青椒有利於暖胃袪寒，促進血液循環，牛肉也有滋養脾胃的功效，二者搭配可以補血養氣、補虛暖胃。適合寒冬食用。　　　　　* 太白粉或玉米粉等加水拌勻，作為勾芡或上漿用。

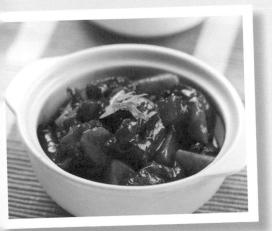

馬鈴薯燉牛肉

牛肉 250 克，洗淨，切塊；馬鈴薯 1 個，去皮切塊；蔥段、薑片、鹽各適量。蔥段、薑片熗鍋後，加牛肉塊煸炒，放入馬鈴薯塊，加清水浸過牛肉塊，小火燉至牛肉快爛時，加鹽燉至牛肉塊、馬鈴薯塊熟爛即可。

功效：馬鈴薯中含有豐富的葉酸，能起到保護胃黏膜的作用，且易於消化吸收，能大補胃氣。二者搭配，有氣血雙補、滋養脾胃、強筋健骨的功效。

氣血雙補搭檔

★羊肉 + 枸杞

羊肉和枸杞搭配，具有益精補血、補腎強筋的作用。適宜產婦食用，以強健身體。

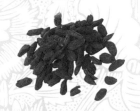

★羊肉 + 薑

二者搭配食用可補陽氣，抵禦風寒，亦可滋補身體。

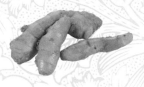

★羊肉 + 紅棗

紅棗有較強的補血功效，二者搭配具有溫補氣血、暖中祛寒、補腎壯陽、開胃健脾的功效。

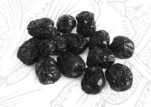

羊肉　補充陽氣

古時稱羊肉為羖肉、羝肉、羯肉。據《本草綱目》記載，羊肉可暖中，治乳餘疾、頭腦大風出汗、虛勞寒冷，能補中益氣、鎮靜止驚，最適宜於冬季食用。

選購	挑選肉質堅實，顏色紅潤，略有脂肪夾雜的	儲存	擦去水分，密封冷凍保存
成分	鐵、蛋白質、維生素 A、維生素 B 群、磷、鈉等	烹飪	烹飪時加適量料酒或蔥薑，可以去膻味
性味歸經	性熱，味甘。歸脾、腎經	產地	全國各地，部分進口

大補氣血

益氣血、補元陽—羊肉被稱為補元陽、益氣血的溫熱補品，可祛濕氣、避寒冷、暖心胃，男性經常食用可補腎壯陽。

功效延伸

預防貧血—羊肉含有易被人體吸收的鐵，兒童適量食用可預防貧血。

驅除寒冷—羊肉歷來被當作冬季進補的最佳食品之一。寒冬常吃羊肉可益氣補虛、促進血液循環，讓人四肢溫暖，增強人體禦寒能力。

抗病益壽—羊肉的肉質很細嫩，容易被消化，多吃羊肉可以提高身體素質，增強抗病能力。

不補反傷身

❌ 與醋同食。醋可消腫活血，與寒性食物搭配較好；而羊肉益氣補虛，為溫熱大補之物，二者不宜同食。

❌ 不分人群食用。腸炎、痢疾、痔瘡、高血壓及肝氣旺盛者不宜食用。

❌ 吃完羊肉馬上飲茶。羊肉中的蛋白質會與茶葉中的單寧酸結合，易導致便秘。

羊肉紅棗湯

羊肉 300 克，洗淨去血水，切塊；紅棗、白蘿蔔塊、鹽、料酒、香菜、薑片、蔥段各適量。羊肉冷水入鍋，加薑片和料酒焯水，焯水後的羊肉用溫水沖去浮沫，瀝乾水分。砂鍋內加冷水，放入羊肉塊、紅棗、蔥段和薑片，大火燒開轉小火燉 1 小時。放入白蘿蔔塊繼續小火燉半小時至白蘿蔔軟爛，加鹽、香菜調味即可。

功效：羊肉紅棗湯具有進補和防寒的雙重功效，能益氣補血、健脾和胃、溫補心腎，是冬季進補佳品。

蔥爆羊肉

羊腿肉 400 克，洗淨去血水，切片；大蔥 100 克，洗淨，取蔥白切段，剩餘切蔥花；醬油、香油、蒜蓉、鹽各適量。用醬油、香油醃製羊腿肉。油鍋燒熱，放入蒜蓉炒香，倒入羊腿肉片、蔥段，翻炒至熟，加鹽調味，撒上蔥花即可。

功效：蔥是溫通陽氣的養生作料，還有殺菌作用。蔥與羊肉搭配有益氣補虛、溫中暖下、壯腰健腎、補虛養身的功效，能改善風寒感冒、頭痛鼻塞等症狀。

白蘿蔔燉羊肉

羊肉 300 克，洗淨，切塊；白蘿蔔適量，洗淨去皮，切塊；鹽、料酒、蔥段各適量。羊肉塊放入沸水中煮 5 分鐘，撇去血沫，將料酒、蔥段一起放入鍋中，大火煮沸後改小火燉 1 小時。再放入白蘿蔔塊，燉至羊肉熟爛，加鹽調味即可。

功效：白蘿蔔下氣、解毒生津，所含多種營養成分能增強人體的免疫力，同時也能去除羊肉的膻味。二者結合可補中益氣、安心止驚、開胃消食。尤其適合產後缺乳的產婦。

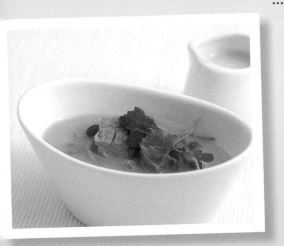

枸杞燉羊肉

羊肉 300 克，洗淨去血水，切塊；薑片、香菜、料酒、枸杞、鹽各適量，枸杞洗淨。油鍋燒熱，下羊肉塊與薑片，加料酒炒透後倒入砂鍋中，放入枸杞燒開，去浮沫，小火燉爛後加鹽、香菜即可。

功效：枸杞燉羊肉能益氣補血、益精明目、補腎強筋，適合脾腎虧虛、性欲減退、陽痿早洩的患者，年老體弱者也可食用。

氣血雙補搭檔

★兔肉＋山藥

山藥能補中益氣、健脾補虛，兔肉能補脾益氣、涼血排毒。二者搭配能補腎固精、補虛補氣。

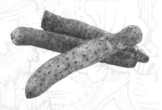

★兔肉＋紅棗

二者搭配可滋陰養血、補中涼血，適合病後體弱者。

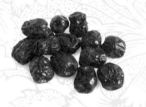

★兔肉＋萵仔菜心（萵苣筍）

二者搭配富含鐵、鈣和多種維生素，有滋陰補血、補中益氣的功效。

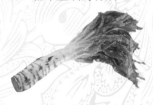

兔 肉　補中益氣、涼血解毒

兔肉屬於高蛋白質、低脂肪、低膽固醇的肉類，兔肉蛋白質含量豐富，比一般肉類都高，但脂肪和膽固醇含量卻低於所有的肉類，故有「葷中之素」的說法。

選購	選肉質均勻、有光澤，不粘手，脂肪呈淡黃色	儲存	密封放入冰箱冷凍保存
成分	蛋白質、維生素 A、鉀、菸鹼酸等	烹飪	順著兔肉纖維切能保證肉質鮮嫩，易煮爛
性味歸經	性涼，味甘。歸肝、大腸經	產地	部分台灣生產，部分進口

大補氣血

補中益氣—經常食用兔肉可補中益氣，有助於保護血管防血栓，適合營養不良、氣血不足、肥胖的人。

功效延伸

排毒涼血—兔肉歸肝、大腸經，而肝臟主要是負責排毒的，大腸也是排毒的重要通道，因此兔肉有排毒涼血的功效。

美容護膚—兔肉被稱為「葷中之素」，常吃兔肉，可強身健體，但不會增肥，是肥胖患者理想的肉食。它還能保護皮膚細胞活性，維護皮膚彈性。

益智補腦—兔肉富含大腦和其他器官發育不可缺少的卵磷脂，有健腦益智的功效。

不補反傷身

❌ 燻烤或醃製兔肉。燻烤或醃製的兔肉雖然美味，但不宜多食，否則會危害身體健康。

❌ 不分人群食用。陽虛、脾胃虛寒的人和孕婦不宜食用。

❌ 吃兔肉後又吃大量柑橘。食用兔肉後，不宜馬上食用大量柑橘，以防導致腹瀉。

萵仔菜心燒兔肉

兔肉 250 克，洗淨汆去血水，切塊；萵仔菜心（萵苣筍）300 克，去皮，切條；泡椒適量，切段；薑末、蒜末、生抽、料酒、鹽各適量。兔肉塊用料酒醃製入味，10 分鐘後，用開水煮 1 遍，撈出瀝乾水分。油鍋燒熱，放泡椒、蒜末、薑末、生抽炒香後，放入兔肉塊和萵仔菜心條翻炒，加清水，燜熟，加鹽調味即可。

功效：萵仔菜心富含鐵元素和多種維生素、礦物質。與兔肉搭配食用能滋陰補血、清解虛熱，尤其適於缺鐵性貧血患者及陰虛火旺引起頭昏、頭痛、低熱、虛弱的女性食用。

芝麻兔肉

兔肉 400 克，洗淨汆去血水，切塊；黑芝麻 15 克，炒香備用；蔥段、薑片、香油、鹽各適量。兔肉塊放入鍋內，加適量清水燒開，放入蔥段、薑片，撇沫後將兔肉塊撈出。鍋內再倒入清水，放入兔肉塊，小火煮 1 小時，撈出放涼。碗內加香油、鹽調勻，放入黑芝麻攪勻，澆在兔肉塊上即可。

功效：芝麻兔肉有補中益氣、補血潤燥的功效，適用於肝腎不足、便秘、腰膝疼痛等症。兔肉性寒涼，不宜在寒冬和初春食用。

薺菜菊花兔肉湯

兔肉 250 克，洗淨汆去血水，切塊；薺菜 120 克，去根洗淨；菊花 30 克，洗淨；鹽適量。鍋內加適量清水，放入兔肉塊，小火煮至肉塊爛。加入薺菜、菊花，再煮半小時，加鹽調味即可。

功效：此湯具有清肝涼血、平肝息風、寬中益氣的功效。適用於心胸煩悶、躁動易怒、口苦咽乾、睡眠欠佳等症。脾腎虛寒者不宜食用本湯。

山藥燉兔肉

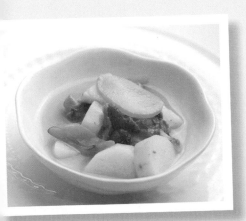

兔肉 250 克，洗淨，汆去血水，切塊；山藥 30 克，去皮洗淨，切片；蔥、薑、鹽、料酒、豬骨頭湯各適量，薑切片，蔥切段。鍋內倒入豬骨頭湯，再放入山藥片、兔肉塊、料酒、薑片、蔥結，先用大火燒開，撇去浮沫，轉用小火燉至兔肉塊熟爛，加鹽調味即可。

功效：山藥燉兔肉有補脾氣、補腎氣、健脾益胃的功效，適用於陰虛所致的失眠、體倦神疲等症。感冒、發熱及胃腸積滯者慎食。

氣血雙補搭檔

★豬肉+白菜
白菜含多種維生素、鈣及豐富的膳食纖維，豬肉有滋陰潤燥的功效，二者搭配可補血、通便。

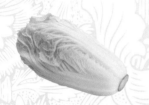

★豬肉+蓮子
二者搭配有滋補陽氣、益腎固精、養心安神、益脾健胃的功效，適合心神不寧、神經衰弱、腰膝酸軟等症。

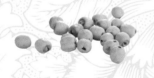

★豬肉+芹菜
芹菜降壓、通便，搭配豬肉，能為人體提供優質蛋白，可益氣補血。

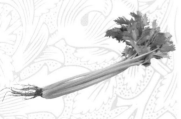

豬 肉 補中益氣

豬肉含有豐富的營養成分，有補中益氣、補虛強身、滋陰潤燥、豐肌澤膚的功效。豬瘦肉中的鐵極易吸收，特別適合貧血、營養不良、頭昏者。

選購	挑肉皮白嫩，脂肪純白，瘦肉粉紅，肉質緊密的	儲存	用保鮮膜包裹起來，放進冰箱冷凍保存
成分	鐵、蛋白質、維生素 A、維生素 B 群、鈣等	烹飪	豬肉經長時間燉煮後，可大大降低膽固醇含量
性味歸經	性平，味鹹。歸脾、胃、腎經	產地	全國各地

大補氣血

改善缺鐵性貧血—豬肉可為人體提供血紅素鐵和促進鐵質吸收的半胱氨酸，這些物質可有效改善缺鐵性貧血。

功效延伸

促進新陳代謝—豬肉中的維生素 B1 含量居肉類之冠，它能促進人體新陳代謝，預防末梢性神經炎。

養膚美顏—豬皮、豬蹄中含有豐富的膠原蛋白和彈性蛋白，可滋陰養血、滋潤皮膚，能通過改善皮膚環境，達到美容的目的。

強健身體—豬肉含有豐富的蛋白質、維生素 A 及磷、鉀等礦物質，可以強健身體。吃了豬肉以後，人能迅速恢復精力，非常適合重體力勞動者食用。

不補反傷身

❌ 烹調豬肉前用熱水清洗。用熱水會使豬肉流失很多營養，也會影響口味。

❌ 濕熱偏重、痰濕偏盛者食用。

❌ 與鵪鶉一起烹調。豬肉不宜與鵪鶉一起烹調食用，否則會降低彼此的營養價值，還會造成色素沉著。

皮蛋瘦肉粥

豬瘦肉50克，洗淨；粳米100克，淘洗乾淨，浸泡30分鐘；皮蛋1個，去殼，切丁；鹽、料酒、蔥末各適量。豬瘦肉入沸水，加料酒煮熟，切絲。鍋內加清水，煮沸後倒入粳米煮沸，改小火熬成粥，加入鹽、皮蛋丁、熟豬瘦肉絲攪勻燒沸，撒上蔥末即可。

功效：皮蛋瘦肉粥含有豐富的蛋白質、維生素C等營養物質，有滋陰養血、溫和滋補的功效。但兒童、孕婦及老年人不宜常吃皮蛋。

肉丁炒芹菜

豬肉150克，洗淨，切丁；芹菜250克，洗淨，切丁，焯水；料酒、蔥段、薑末、鹽各適量。豬肉用鹽、料酒醃製。油鍋燒熱，放入蔥段、薑末煸炒，再下豬肉丁，大火快炒，盛出。另起油鍋，下芹菜翻炒，放入豬肉丁同炒，倒入料酒，加鹽調味即可。

功效：肉丁炒芹菜富含鈣、鐵、膳食纖維、優質蛋白質等，具有益氣補血、滋陰潤燥、強筋健骨的作用。可有效預防高血壓、動脈硬化等，並有輔助治療作用。

蓮子芡實豬肉湯

豬瘦肉200克，洗淨，切塊，汆去血水；蓮子、芡實各50克，分別洗淨；鹽、香菜各適量。將所有食材放入鍋中，加適量清水煮成湯，加鹽調味，撒上香菜即可。

功效：蓮子芡實豬肉湯有補血養血、補益脾胃。適用於腎虛、神經衰弱、夜睡夢多、夢遺滑精、夜多小便、大便溏稀等症。

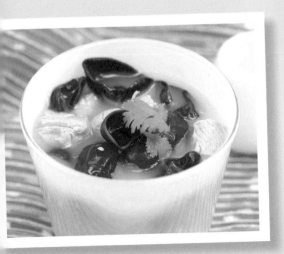

黑木耳紅棗瘦肉湯

豬瘦肉300克，洗淨，切塊，汆去血水；黑木耳20克，泡發，洗淨，撕小朵；紅棗10個，洗淨；薑片、料酒、清湯、鹽、香菜各適量。將豬瘦肉塊、黑木耳、紅棗、薑片放入鍋中，烹料酒，加清湯，燉煮至熟，加鹽調味，撒上香菜即可。

功效：黑木耳紅棗瘦肉湯含有豐富的營養價值。豬肉可以提供豐富的蛋白質，紅棗的維生素含量很豐富，與黑木耳搭配，可以養血、健脾益胃。

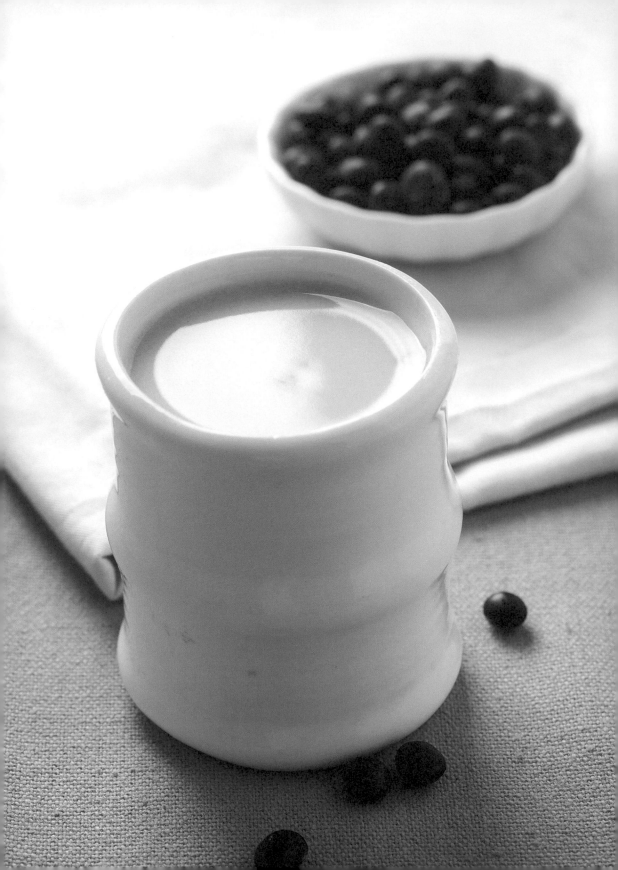

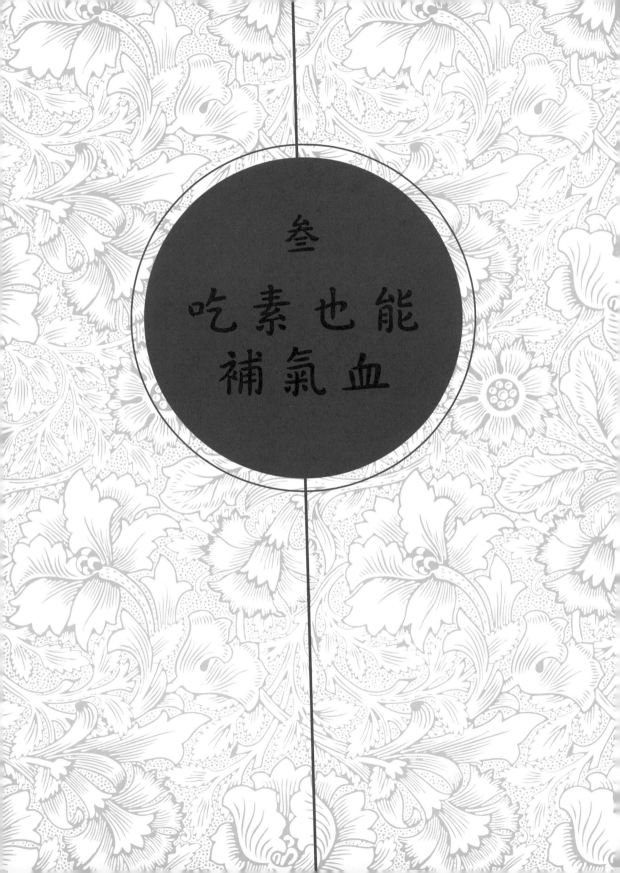

叁

吃素也能
補氣血

氣血雙補搭檔

★黑豆 + 紅糖

二者搭配可滋陰補腎、活血行經。適用於四肢欠溫、腰膝無力、舌苔白潤、脈沉遲等症。

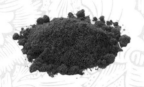

★黑豆 + 醋

黑豆有助於治血虛，還含有豐富的膳食纖維。醋泡黑豆有補血明目、輔助降壓的作用。

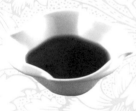

★黑豆 + 紅棗

二者搭配有補氣養血的功效，能增加營養價值，適合血虛心悸、陰虛盜汗者。

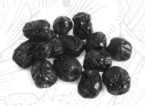

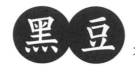

黑豆　補血滋陰、益腎氣

黑豆又叫櫓豆、黑大豆等。李時珍說：「黑豆入腎功多，故能治水，消脹，下氣，治風熱，活血解毒。」黑豆具有高蛋白、低熱量的特性，營養豐富，其中蛋白質含量高達 36%~40%。

選購	挑選顆粒均勻，表面光潔，無蟲眼、損傷的	儲存	置於陰涼乾燥處保存
成分	蛋白質、維生素 A、維生素 E、維生素 B 群、鈣等	烹飪	吃黑豆時最好不要去皮
性味歸經	性微寒，味甘。歸肺、腎經	產地	全國各地，部分進口

大補氣血

補血補腎—黑豆可補血，治血虛，同時，黑豆乃「腎之穀」，腎虛的人食用黑豆可以祛風除熱、調中下氣、排毒利尿，可以有效地緩解尿頻、腰酸等症狀。

功效延伸

降血脂—黑豆中不飽和脂肪酸含量高，有促進膽固醇代謝、降低血脂、軟化血管、防止動脈硬化阻塞的作用。

養顏美容—黑豆含有豐富的維生素，其中維生素 E 和維生素 B 群含量高，久食黑豆能使肌膚白嫩，養顏美容。

防止便秘—黑豆中膳食纖維含量約為 4%，常食黑豆可促進消化，防止便秘。

不補反傷身

❌ 炒黑豆。黑豆炒熟後，熱性大，容易上火，尤其是小孩不宜多食。

❌ 消化不良者食用。黑豆不易消化，消化不良者應慎食。

❌ 生吃黑豆。黑豆不宜生吃，尤其是腸胃不好的人，會出現脹氣現象。

醋泡黑豆

黑豆 100 克;米醋 300 毫升。將黑豆放在平底鍋內,以中火炒至表皮爆裂,將炒黑豆裝入瓶子或罐子內,加入米醋,涼後將瓶蓋封好。待黑豆吸收了米醋,膨脹之後便可食用。

功效:黑豆中富含抗氧化成分花青素和對眼睛有益的維生素A,醋泡黑豆可以補血明目,對治療慢性疲勞、寒證、肩膀酸痛、高血壓、高膽固醇等也有效。適合長期在辦公室伏案工作的人食用。但不宜直接食用炒熟的黑豆。

黑豆紫米粥

黑豆 50 克,紫米 75 克,分別洗淨,浸泡 4 小時;白糖 5 克。鍋內倒入適量清水,大火燒開,加黑豆、紫米煮沸,轉小火煮 1 小時至熟,撒上白糖拌勻即可。

功效:黑豆有補充腎氣及緩解疲勞的作用,紫米可補血益氣,健腎潤脾。二者搭配食用,有良好的健腎、益氣、補虛的功效,可有效增強體力,緩解疲勞。

黑豆豆漿

黑豆 80 克,用清水浸泡 10~12 小時,洗淨。將黑豆放入豆漿機中,加適量清水,打成豆漿即可。

功效:黑豆入腎,可滋補腎氣,還能活血解毒。黑豆豆漿有助於降血脂、預防心血管疾病、增加腸胃蠕動。加綠豆和紅豆一起製作,營養更豐富。

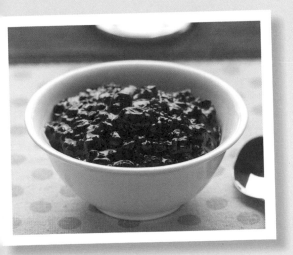

黑豆紅棗粥

黑豆 30 克,洗淨,浸泡 2 小時;糯米 20 克,粳米 80 克,紅棗 10 顆,分別洗淨;紅糖適量。將黑豆、糯米倒入清水中,大火煮開後調小火煮約 10 分鐘,加入粳米、紅棗,繼續煮約 20 分鐘。待米爛豆熟時,放入紅糖即可。

功效:紅棗有很好的補氣養血作用,黑豆可以祛風除痺、補血安神、補腎益陰。黑豆和紅棗所含的胺基酸互補,使營養更全面,有補血益氣、健脾的功效。

香菇 益胃氣、補肝腎

香菇是世界上第二大食用菌，素有「山珍之王」之稱。香菇富含 18 種胺基酸，能為腎氣不固者補充維生素、蛋白質和礦物質等營養元素，有利於緩解病情，還可輔助治療脾胃虛弱、少氣乏力等。

選購	挑味香肉厚，菇面平滑、呈黃褐色，乾燥不碎的	儲存	透氣膜包裝後放入冰箱冷藏
成分	蛋白質、膳食纖維、維生素 B 群、維生素 D 等	烹飪	香菇在 70℃ 左右的熱水中浸泡才能釋放出鮮味
性味歸經	性平，味甘。歸脾、胃經	產地	全國各地，部分進口

大補氣血

補益胃氣—《本草綱目》中說香菇「益氣不饑，治風破血，益胃助食」。香菇補胃氣功效最好，食用香菇可提高食欲，對促進人體新陳代謝、提高免疫力有很大作用。

功效延伸

延緩衰老—香菇的水萃取物對人體內的過氧化氫有一定的消除作用，而過氧化氫是導致人體衰老的大敵，所以說香菇有延緩衰老的功效。

防癌抗癌—香菇所含的胺基酸多達 18 種，還含有多種維生素，被稱為「維生素的寶庫」。香菇可產生抗癌的干擾素，能使人體內的抗癌免疫細胞活力提高，有防癌抗癌的作用。

不補反傷身

❌ 與豬肝同食。香菇所含的固醇等生物活性物質，與含有維生素 A 的豬肝一起食用，會破壞維生素 A 的營養價值。

❌ 與番茄同食。香菇與含有類胡蘿蔔素的番茄同食，會破壞番茄所含的類胡蘿蔔素，使營養價值降低。

❌ 脾胃寒濕氣滯、頑固性皮膚瘙癢患者食用香菇。

氣血雙補搭檔

★香菇 + 雞肉
二者搭配可補充優質蛋白質。對於氣血陰精不足所致的疲勞乏力、腰膝酸軟、失眠等症狀，有很好的輔助療效。

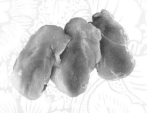

★香菇 + 冬筍
冬筍與香菇搭配吃，可益氣和胃、生津止渴、清熱利尿，有增強人體免疫能力的功效。

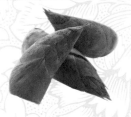

★香菇 + 薏米
二者搭配有益氣不饑、治風破血、健脾利濕的功效。

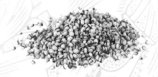

山藥香菇雞

鮮香菇 6 朵，洗淨，切塊；山藥 1 根，洗淨，去皮切塊；雞腿 2 個，洗淨切塊，焯去血水；料酒、醬油、薑片、鹽各適量。將所有食材及調料放入鍋內，加適量清水，大火煮沸後改小火，煮至雞肉塊熟爛，收湯即可。

功效：山藥含有多種微量元素，具有健脾益胃、助消化的作用；雞腿肉蛋白質含量比例　　　　較高，有大補元氣、增強體力、強壯身體的作用。此道菜品營養豐富，可益氣補血。

香菇粥

鮮香菇 6 朵，洗淨，切丁；粳米 100 克，洗淨，浸泡 30 分鐘；鹽適量。鍋內倒入適量清水煮沸，放入粳米用大火煮沸，轉小火熬煮至黏稠。放入香菇丁，繼續熬煮3 分鐘。加鹽調味即可。

功效：此粥有開胃助食的功效，能健脾益氣、清腸排毒，還有抗癌作用。適合消化不良、　　　　食欲不佳者食用。

香菇竹筍湯

鮮香菇 6 朵，洗淨，切條；竹筍 15 克，薑適量，分別洗淨，切絲；鹽、香菜各適量。竹筍絲焯水。鍋內燒適量清水，把竹筍絲和薑絲放入，加少許鹽，煮 15 分鐘左右。倒入香菇條，再煮 5 分鐘，加鹽調味，撒上香菜即可。

功效：竹筍具有益氣和胃、清熱化痰、治消渴、利水道、利膈爽胃等功效。此湯營養豐　　　　富，有助於明目、利尿、降血壓。

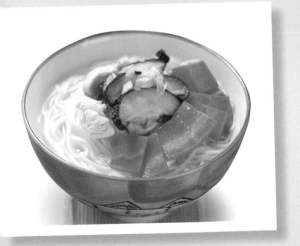

香菇雞湯麵

鮮香菇 6 朵，洗淨，切片；雞腿 1 個，洗淨，去骨，切塊；胡蘿蔔 1 根，洗淨，切片；麵條 200 克，蔥花、鹽、香油各適量。油鍋燒熱，下蔥花爆香，放入雞腿肉塊略煽炒後加水，放入麵條、香菇片、胡蘿蔔片煮熟。加鹽、香油調味即可。

功效：雞肉有補虛填精、活血脈、強筋骨的　　　　功效。香菇雞湯麵可以溫中益氣、健　　　　脾胃，改善營養不良等症狀。

氣血雙補搭檔

★黑木耳 + 豆腐

豆腐具有益氣、補虛等功能。搭配黑木耳食用可減少血液凝塊，降低人體內的膽固醇，調節血脂。

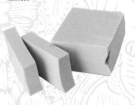

★黑木耳 + 豬腰

豬腰可補腎利尿，黑木耳則益氣潤肺、補血養顏，二者同食可補腎養血，輔助治療久病體弱、腎虛腰背痛等症。

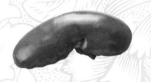

★黑木耳 + 山藥

山藥富含蛋白質、膳食纖維等，與黑木耳搭配食用可益氣補血、健脾益胃。

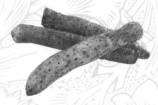

黑木耳　養陰活血、潤肺明目

黑木耳俗稱「木耳」，因色澤黑褐、形似人耳而得名，營養價值高。黑木耳中鐵含量很豐富，被稱為「含鐵冠軍」，是養血佳品。

選購	大而薄，朵面烏黑光潤，朵背呈灰色，有蒂頭	儲存	密封防潮保存
成分	鐵、膳食纖維、維生素B群、維生素K、磷、鈣等	烹飪	乾黑木耳在烹調前宜用溫水泡發
性味歸經	性平，味辛。歸胃、大腸經	產地	全國各地，部分進口

大補氣血

補血養陰—黑木耳中富含多種維生素和礦物質，特別是鐵元素含量極高，是缺鐵性貧血患者的極佳補益食品。常吃也能養血駐顏，令人肌膚紅潤、容光煥發。

功效延伸

防血栓—黑木耳能分解膽固醇和三酸甘油酯，降血糖、血脂，抑制血小板聚集，防血栓形成，使血液循環順暢。

防結石—黑木耳能夠有效地促進消化道和泌尿道內各種腺體的分泌，促使結石排出。

清理腸道—黑木耳中的膠質可把殘留在人體消化系統內的雜質吸附、集中起來，排出體外。

不補反傷身

❌ 食用發黴或有腐敗味的黑木耳。

❌ 與茶葉同食。富含鐵質的黑木耳與含有單寧酸的茶葉同食，會降低人體對鐵的吸收，從而引起貧血。

❌ 不分人群食用。腹瀉者、出血性疾病患者不宜食用。

黑木耳炒山藥

水發黑木耳 50 克，洗淨，去蒂；山藥 200 克，洗淨，去皮，切片；青椒、彩椒各 1 個，分別洗淨，切片；蔥花、蒜蓉、蠔油、鹽、水澱粉*各適量。油鍋燒熱，加蔥花、蒜蓉煸炒幾下，放入山藥片、青椒片、彩椒片翻炒。加入黑木耳繼續翻炒，加蠔油、鹽調味。起鍋前加水澱粉*勾薄芡即可。

功效：黑木耳炒山藥中含有豐富的鐵、膳食纖維，不僅有助於補氣血，同時也是理想的
　　　健美瘦身佳餚。　　　　　　　　　　　　＊ 太白粉或玉米粉等加水拌勻，作為勾芡或上漿用。

黑木耳炒西芹

水發黑木耳 100 克，洗淨，去蒂，撕成小朵；西芹 100 克，洗淨去筋，切條；紅椒 1 個，切條；蒜末、鹽、白糖、水澱粉*各適量。黑木耳、西芹條入開水略焯。油鍋燒熱，放入蒜末、紅椒條煸炒。放入煮過的黑木耳、西芹條翻炒。加鹽、白糖，用水澱粉*勾芡即可。

功效：西芹富含膳食纖維、礦物質及多種維生素。西芹和黑木耳搭配食用，有補氣血、
　　　降血壓、防便秘的作用，特別適合缺鐵性貧血患者和高血壓患者。

黑木耳燉豆腐

水發黑木耳 50 克，洗淨，去蒂；豆腐 1 塊，蒸熟，切小塊；蔥末、薑末、高湯、鹽、水澱粉*、火腿丁各適量。油鍋燒熱，下入蔥末、薑末爆香，放入黑木耳煸炒數下，加入豆腐、高湯、鹽燒開後，用水澱粉*勾芡，撒上火腿丁，翻勻即可。

功效：豆腐和火腿的蛋白質含量豐富，黑木耳中鐵的含量極為豐富，搭配食用有補氣補
　　　血、調節血脂的功效。

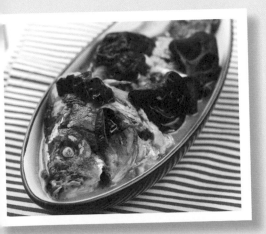

黑木耳燉鯽魚

水發黑木耳 50 克，洗淨，去蒂，撕成小朵；鯽魚 1 條，去鱗、鰓和內臟，洗淨；薑片、鹽各適量。油鍋燒熱，放入鯽魚，兩面略煎，把鯽魚放入砂鍋內。放入黑木耳、薑片，加適量清水，大火煮開。轉小火煮約 30 分鐘，加鹽調味即可。

功效：鯽魚含有豐富蛋白質及大量的鈣、磷、鐵
　　　等礦物質。這道菜有健脾養胃、益氣補血
　　　的功效，非常適合產後女性食用。

銀耳　生津活血、滋陰和胃

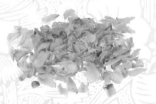
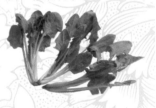
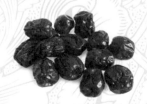
銀耳自古就被列為飲食和養生的佳品。銀耳有養胃生津、益氣和血、健腦提神、消除疲勞的功效，能提高人體的免疫功能。現代醫學認為，銀耳還能潤膚嫩膚、美容養顏。

選購	挑選色白、微黃，朵大體輕，有光澤，膠質厚的	**儲存**	密封防潮保存
成分	蛋白質、維生素B群、維生素D、磷、鈣、硒等	**烹飪**	銀耳只有用小火慢燉，才能把膠質熬煮出來
性味歸經	性平，味甘。歸肺、胃、腎經	**產地**	全國各地，部分進口

大補氣血

生津活血、滋陰和胃—銀耳有益氣和血、養胃生津的功效。同時，銀耳富含天然植物性膠質，能夠滋陰養顏、清腸和胃，豐富的膳食纖維還可幫助腸胃蠕動，減少脂肪吸收。

功效延伸

緊膚祛斑—銀耳富含蛋白質及各種維生素，有很好的抗老除皺、緊膚的效果。常食銀耳還有助於祛斑。

促發育—銀耳富含維生素D，能防止鈣流失，對人體生長發育十分有益，對於老年人來說還可以有效地防止骨質疏鬆。

抗腫瘤—銀耳富含硒等微量元素，可以增強機體抗腫瘤的能力，還能增強腫瘤患者對放療、化療的耐受力。

不補反傷身

❌ 用開水泡發銀耳。銀耳忌用開水泡，宜用溫水泡。開水溫度較高，容易燙失掉銀耳中大量的營養成分。

❌ 食用隔夜的銀耳湯。嚴重者會引起中毒，發生亞硝酸鹽中毒等一系列症狀。

❌ 不分人群食用。外感風寒者、咳嗽有痰者不宜食用。

銀耳枸杞鴨肝湯

乾銀耳 10 克，用溫水泡發後洗淨，撕成小朵；枸杞 15 克；鴨肝、乾澱粉（太白粉或玉米粉等）、料酒、薑末、鹽、蔥花各適量；鴨肝洗淨，切片。鴨肝片加乾澱粉、料酒、薑末、鹽拌勻後醃製。將醃製好的鴨肝片、銀耳、枸杞放入鍋中，加適量清水燉成湯，加鹽調味，撒上蔥花即可。

功效：鴨肝是很好的補血食物，枸杞可輔助治療肝氣不足、腎陰虧損。此湯可滋補肝腎、益氣明目，適用於肝腎陰虛所致的雙眼昏花、頭暈耳鳴、盜汗、腰膝酸軟等症。

銀耳百合粥

乾銀耳 10 克，用溫水泡發後洗淨，切碎；百合 20 克，洗淨切碎；枸杞 10 克，洗淨；粳米 50 克，洗淨；冰糖適量。銀耳碎、百合碎、枸杞、粳米一起放入鍋中，加清水煮至粥熟，放入冰糖至溶化即可。

功效：百合有利於養心安神、潤肺止咳，對病後虛弱的人非常有益。銀耳百合粥具有安神補血、補脾和胃、清肺的功效，是老弱婦孺皆宜的美味粥。

紅棗銀耳粥

乾銀耳 10 克，用溫水泡發後洗淨，切碎；粳米 50 克；紅棗、冰糖各適量。銀耳碎、粳米、紅棗一起放入鍋中，加清水煮至粥熟，放入冰糖至溶化即可。

功效：此粥具有活血潤燥、滋陰潤肺之功效，有助於消除面部色斑和氣虛血瘀導致的面色暗黃，是一款美容養顏粥。對改善便秘也有效果。

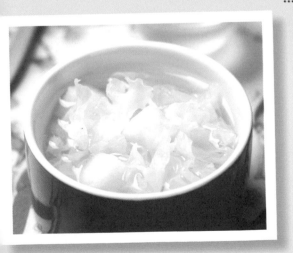

銀耳雪梨湯

乾銀耳 10 克，用溫水泡發後洗淨，撕成小朵；雪梨 1 個，洗淨，去皮去核，切塊；冰糖適量。將銀耳朵、雪梨塊一起放入鍋內，加冰糖和適量清水，大火煮沸後轉小火煲 1 小時即可。

功效：銀耳加雪梨有清熱潤肺、清涼止咳的效果。此湯可提神補血、補氣、生津潤燥，特別適合秋季食用。

山藥 補腎氣

山藥是常見的滋補佳品，被歷代藥物專著視為補虛良藥。《本草綱目》裡說：「山藥益腎氣，健脾胃，止瀉痢，化痰涎，潤皮毛。」山藥是秋季最佳滋補食品，男女老少皆宜。

選購	挑選表皮光滑、根鬚少，體型肥厚，完整無傷的	儲存	陰涼通風處保存
成分	蛋白質、胡蘿蔔素、維生素 C、維生素 B 群、鈣等	烹飪	將去皮的山藥泡水裡可防止其表面氧化發黑
性味歸經	性平，味甘。歸肺、胃、腎經	產地	全國各地，部分進口

大補氣血

補腎氣——山藥有補中益氣、補腎益精的功效，可治腎氣不足或腎精不足導致的食少便溏、虛勞、喘咳、尿頻、帶下、消渴等症。

功效延伸

益智補腦——當人體多巴胺不足時，智力會受到抑制，工作能力會降低，而山藥中含有的膽鹼，可有效改善這種狀況，有助於提高大腦的記憶力和思維能力。

增強免疫力——鮮山藥富含多種維生素、胺基酸和礦物質，可以增強人體免疫力、益心安神、止咳定喘。

減肥瘦身——山藥含有膳食纖維，食用後會產生飽脹感，從而降低進食欲望，有助於減肥瘦身。

不補反傷身

❌ 食用不熟的山藥。新鮮山藥一定要煮熟透，否則口腔會發麻，甚至還會引起噁心、嘔吐等症狀。

❌ 山藥與豬肝同食。豬肝中的銅、鐵、鋅等微量元素會氧化並破壞山藥中的維生素 C。

❌ 不分人群食用。大便乾燥、便秘者不宜食用。

氣血雙補搭檔

★**山藥 + 蓮子**

蓮子有補中養神、止瀉固精、滋補元氣的功效，二者搭配可健脾胃、益中氣，適合脾虛、氣短者。

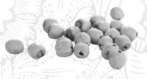

★**山藥 + 百合**

百合有補中益氣、涼血止血、潤肺止咳、清心安神的功效。二者搭配可健脾益氣，止咳平喘。

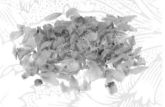

★**山藥 + 排骨**

山藥與排骨同食有補氣養血、滋陰潤燥、健脾益胃的功效。

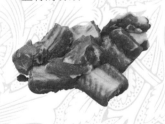

山藥蝦仁粥

山藥 80 克，去皮洗淨，切塊；粳米 100 克，洗淨，用清水浸泡 30 分鐘；蝦仁 50 克，洗淨，切碎；鹽、蔥花各適量。鍋內加適量清水，大火燒開後放入粳米，煮沸後加山藥塊，小火煮至粥熟，加入蝦仁碎、鹽和蔥花，稍煮即可。

功效：蝦仁含有比較豐富的蛋白質和鈣等營養物質。山藥蝦仁粥有除濕補氣、健脾益胃、固腎益精的功效，還能助消化、降血糖、增強免疫力。

山藥百合粥

山藥 80 克，去皮洗淨，切塊；百合 20 克，洗淨，浸泡 6 小時；粳米、冰糖各適量。將山藥塊、百合、粳米一同放入鍋中，加適量清水，先用大火煮沸，再改用小火煮約 30 分鐘，加冰糖煮至溶化即可。

功效：百合有安神、清心、潤肺的功效。山藥百合粥有助於健脾益氣、潤肺止咳、補中益氣。

山藥菠菜肉湯

山藥 100 克，去皮洗淨，切塊；菠菜 100 克，洗淨，切段，焯水；豬肉 80 克，洗淨，切塊，放入開水中燒煮，撈起備用；薑片、蔥段、鹽各適量。將豬肉塊、山藥塊、薑片、蔥段一起放入鍋中，加清水煲 20 分鐘後放入菠菜段略煮，加鹽調味即可。

功效：菠菜中所含鐵質，對缺鐵性貧血有較好的輔助治療作用，與山藥、豬肉搭配食用，可使補血功效加倍。

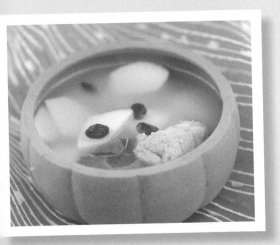

山藥排骨湯

山藥 100 克，去皮洗淨，切塊；排骨 250 克，洗淨，汆去血水；番茄 1 個，洗淨，切塊；薑片、枸杞、鹽各適量。將排骨放入鍋中，加清水，大火燒開後，加入山藥塊、番茄塊、薑片、枸杞一起煮至排骨熟透，加鹽調味即可。

功效：此湯具有益腎氣、健脾補肺等功效。適用於治療脾虛泄瀉、虛勞咳嗽、小便頻數等症。排骨含豐富的鈣質，還能維護骨骼健康。

小米　補元氣

氣血雙補搭檔

★小米 + 紅糖
二者搭配補氣補血，適合體弱者、產後氣血不足者。

★小米 + 桂圓
二者同食，可補血養顏、安神益智，適用於心脾虛損、失眠健忘。

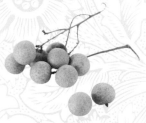

★小米 + 南瓜
二者搭配食用，營養更均衡，解毒效果更佳。有益氣血、健脾胃的功效，適合脾胃虛弱者。

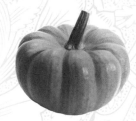

小米又名粟，古代叫禾，我國北方通稱穀子，去殼後叫小米。有補益虛損、健脾和胃、清熱解渴、和胃安眠等功效。小米熬粥營養豐富，有「代參湯」之美稱。

選購	挑選呈金黃色，抓起來濕滑、粘手，聞起來香的	儲存	陰涼、乾燥處密封保存
成分	維生素 B 群、碳水化合物、鈣、磷、鉀等	烹飪	淘米時不宜用手搓，也不宜長時間浸泡
性味歸經	性微寒，味甘。歸脾、胃、腎經	產地	全國各地，部分進口

大補氣血

滋陰養血—小米煮粥後表面漂浮的一層形如油膏的黏稠物為「米油」，能滋陰補血，可使虛寒體質得到調養。

功效延伸

和胃安眠—小米所含的色胺酸，可轉變為血清素，有助於養胃安眠；而其豐富的碳水化合物，可緩解精神緊張、壓力過大、疲憊乏力等症狀。

預防消化不良—小米富含維生素 B1、維生素 B2 等營養成分，可有效防治消化不良，對口角生瘡也有很好的防治作用。

祛斑美容—女性吃小米可以有效減輕皺紋，祛色斑和色素，增加皮膚光彩。

不補反傷身

❌ 烹製小米時加醋。醋會破壞小米中的類胡蘿蔔素，降低營養價值。

❌ 與杏同食。會令人嘔吐、泄瀉，氣滯者尤其要慎食。

❌ 煮小米粥時加食用鹼。食用鹼會破壞小米中的維生素 B1、維生素 B2，使其營養降低，二者不宜同食。

紅糖雞蛋小米粥

小米 100 克，洗淨；雞蛋 1 個，打成蛋汁；紅糖 10 克。鍋內加清水燒開，放入小米，大火煮沸後轉小火慢煮。粥將成時加蛋汁攪拌均勻。幾分鐘後，放入紅糖攪拌即可。

功效：小米安神、和胃、補虛；紅糖健脾、益氣、補血。紅糖雞蛋小米粥營養豐富，對氣血不足的產婦有很好的補益作用，並能加快產婦身體恢復速度。

銀耳南瓜小米粥

小米 50 克，洗淨；南瓜 100 克，去皮洗淨，切塊；銀耳 30 克，用溫水泡發，撕成小朵。鍋內加適量清水，用大火燒開，倒入小米煮沸，放入南瓜塊、銀耳一同煮至米爛粥稠即可。

功效：小米滋補元氣，南瓜補中益氣，銀耳益氣清腸，三者搭配煮粥可增強補氣功效。老人、病人、產婦宜食，氣滯者慎食。

蘋果小米粥

小米 80 克，洗淨；蘋果 1 個，去皮、核，洗淨，切塊；紅糖適量。將蘋果塊和小米放入鍋內，加適量清水煮沸後，小火熬煮至黏稠，加入紅糖，攪拌均勻即可。

功效：小米可益腎和胃、清火，蘋果有調整腸胃的作用。二者搭配可補血補虛、滋補脾胃，對脾胃虛熱、體虛的人很有益。

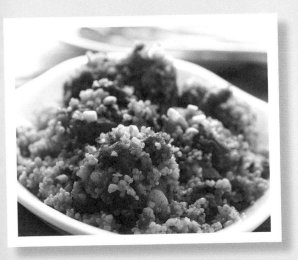

小米蒸排骨

小米 150 克，洗淨；排骨 300 克，洗淨，切段，在開水中焯透；料酒、鹽、白糖、薑絲、香油、蔥花各適量。排骨段加入料酒、鹽、白糖、薑絲攪拌均勻，倒入小米，蒸熟。鍋中倒適量香油，燒至七成熟，淋在蒸好的排骨段上。最後撒上蔥花即可。

功效：排骨補腎、益氣、潤燥；小米安神、和胃、補虛。小米蒸排骨有補氣健脾、益智健腦的功效。

氣血雙補搭檔

★糯米 + 黨參

有健脾益氣的作用，適用於體虛氣弱、乏力倦怠、心悸失眠、食慾不佳、便溏、水腫等症。

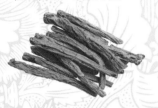

★糯米 + 蔥

二者可製成粥品同食，益氣養血、開竅醒神、回陽救逆，可輔助治療產後血虛氣脫產生的昏厥。

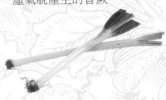

★糯米 + 紅棗

二者搭配，有健脾益氣、補血的作用，適用於體虛心弱、心悸失眠等症。

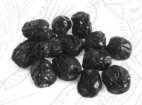

糯米　補脾氣、益肺氣

中國南方稱為糯米，而北方多稱為江米。糯米營養豐富，具有補中益氣、健脾養胃、止虛汗的功效，對食慾不佳、腹脹腹瀉等症有一定緩解作用。糯米最適合在冬天食用。

選購	挑選顆粒均勻，捏上去不易碎的	儲存	乾燥、陰涼處密封保存
成分	蛋白質、維生素 B 群、膳食纖維、鈣、磷、鉀、鐵等	烹飪	一旦有黏絲出現，就不宜再食用了
性味歸經	性溫，味甘。歸脾、胃、肺經	產地	全國各地，部分進口

大補氣血

補氣暖胃—糯米所含維生素 B 群能溫補脾胃、補中益氣，經常食用營養滋補。

功效延伸

健脾強身—經常食用糯米可養胃益氣、補脾益肺、強壯身體。《本草綱目》言其可暖脾胃，止虛寒、瀉痢，縮小便，收自汗，發痘瘡。

祛寒補虛—據《本草綱目》記載，糯米適用於脾胃虛寒導致的反胃、食慾下降，以及氣虛引起的虛汗、氣短無力等症。糯米可以促進食慾，對於緩解腹脹、腹瀉也有很好的作用。

護髮明目—用天麻、黨參配糯米精製成的「天麻糯米酒」可補腦益智、護髮明目、活血行氣、延年益壽。

不補反傷身

❌ 與黃鱔同食。糯米和黃鱔都含有大量磷元素，同食會導致體內鈣磷比例失調，易引起抽筋及肌肉酸痛等症。

❌ 與蘋果同食。糯米與蘋果同食有可能導致噁心、嘔吐、腹痛等症。

❌ 老人、小孩、消化功能障礙者、糖尿病患者過多食用。

紅棗糯米粥

糯米 100 克，洗淨，用清水浸泡 20 分鐘；紅棗 10 顆，蓮子 20 粒，分別洗淨。鍋內加適量清水，將糯米、紅棗、蓮子一起放入，煮成粥即可。

功效：紅棗可補脾益胃、養血安神，與糯米一起煮粥，更有健脾益氣的作用。適合體虛氣弱、心悸失眠等症。

蜜汁糯米藕

糯米 120 克，用溫水泡發，瀝乾備用；蓮藕 2 節，洗淨，去皮，較大一頭的蒂切掉約 2 釐米，用作蓋子；冰糖、白糖、糖桂花、蜂蜜各適量。往藕孔中填入糯米，把蒂蓋上後，用牙籤固定。糯米藕放入鍋內，加適量清水，沒過糯米藕，放入冰糖、白糖，用小火煨煮，直至糯米藕黏稠時撈出，晾涼，切片，澆上糖桂花、蜂蜜即可。

功效：蓮藕有顯著的補益氣血、增強人體免疫力的功效。糯米和蓮藕搭配食用可益氣補血、健脾養胃、活血化瘀。

山藥羊肉糯米粥

糯米 100 克，洗淨，用清水浸泡 20 分鐘；羊肉 150 克，洗淨，汆去血水，切碎；山藥 200 克，洗淨，去皮，切片；鹽、蔥花各適量。鍋內加適量清水，放入羊肉碎、山藥片煮爛，倒入糯米，再加適量水煮成粥，加鹽調味，撒上蔥花即可。

功效：此粥有補氣益血、溫補脾腎的功效，可用於增強抗病能力，提高身體素質。家中有食欲不振、畏寒肢冷、經行泄瀉者可經常食用。

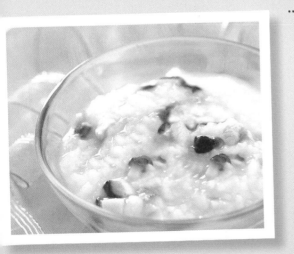

香菇糯米粥

糯米 100 克，洗淨，用清水浸泡 20 分鐘；香菇適量，洗淨，切小塊；蔥花、鹽各適量。將糯米與香菇塊放入鍋中，加適量清水，熬煮成粥，撒上蔥花和鹽拌勻即可。

功效：此粥有補虛補血、健脾暖胃、祛寒等作用。對脾胃虛寒、食欲不佳、腹脹腹瀉有很好的緩解作用。

氣血雙補搭檔

★紅棗＋桂圓
二者搭配有補血安神、養心的功效，能改善心血管循環、安定精神狀況、舒解壓力和緊張情緒。

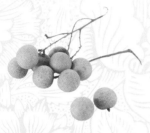

★紅棗＋小米
小米滋陰養血、和胃安眠，搭配紅棗有活血、補氣、健胃除濕的功效。

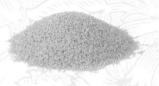

★紅棗＋百合
二者搭配有生津潤肺、補血安神和提高睡眠品質的作用，並能增強肝臟的解毒和排毒功能。

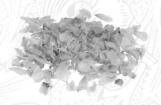

紅棗　補中氣、養血

紅棗，又名大棗，維生素含量非常高，有「天然維生素丸」的美譽。紅棗是養血安神、生津益胃、健脾養顏的良藥，民間有「天天吃紅棗，一生不顯老」之說。

選購	挑選皮色紫紅，顆粒飽滿，有光澤的	儲存	鮮棗不宜久藏，乾燥常溫或冷藏保存
成分	蛋白質、維生素 B 群、胡蘿蔔素、維生素 C 等	烹飪	用紅棗燉湯時建議去核，避免燥熱上火
性味歸經	性溫，味甘。歸脾、胃、心經	產地	全國各地，部分進口

大補氣血

補氣養血—紅棗是補血佳品，具有補血安神、補中益氣、養胃健脾、改善虛弱體質等功效，對孕婦極有益處。

功效延伸

保肝護肝—紅棗中的維生素 C，能減輕化學藥物對肝臟的損害，並有促進蛋白質合成，增加血清總蛋白含量的作用。常食紅棗能保護肝臟、增強體力。

防癌抗癌—紅棗中含有抑制癌細胞，甚至可使癌細胞向正常細胞轉化的物質，能提高人體免疫力。

降血壓、降膽固醇—紅棗中含有大量的維生素 P，具有維持毛細血管通透性，改善微循環從而預防動脈硬化的作用，能降血壓、降低膽固醇。

不補反傷身

❌ 吃紅棗時不細嚼慢嚥。紅棗皮容易滯留在腸道中不易排出。

❌ 過多食用。過多食用紅棗會引起胃酸過多和腹脹。

❌ 濕氣重的女性經期食用紅棗；糖尿病患者吃紅棗。

桂圓紅棗湯

紅棗 20 個，蓮子 10 粒，分別洗淨；銀耳 30 克，洗淨，浸泡 2 小時；桂圓 20 個，去殼留肉備用。將紅棗、蓮子、銀耳放入鍋內，加清水煮沸，放入桂圓肉。再次煮沸後，轉小火煲 60 分鐘即可。

功效：紅棗對促進血液循環、暢通乳腺很有幫助，而且它和桂圓都具有極佳的補血養氣效果，將二者結合起來，還能起到豐胸的作用。

南瓜紅棗湯

紅棗 15 個，洗淨，去核；南瓜 200 克，洗淨，去皮，切條；紅糖適量。將紅棗、南瓜條放入鍋內，加適量清水，大火煮沸，轉小火煮至南瓜條軟爛，加紅糖即可。

功效：南瓜能潤肺益氣、化痰排膿、治咳止喘；紅棗能補血養血。南瓜紅棗湯有利於補中益氣、提高免疫力，適用於支氣管哮喘患者、老年人慢性支氣管炎恢復期也適合食用。

小米紅棗粥

紅棗 15 個，洗淨，去核；紅豆 15 克，洗淨泡漲；小米 100 克，洗淨；紅糖適量。鍋內加適量清水，煮沸，放入紅豆，煮至半熟，再放入洗淨的小米、紅棗，煮至粥黏稠，加紅糖調味即可。

功效：小米有滋陰養血、清熱解渴、健脾和胃的功效，紅棗能活血、補氣、健腦，紅豆的蛋白質豐富，三味互補，可補氣養血、寧心安神、健脾益胃。

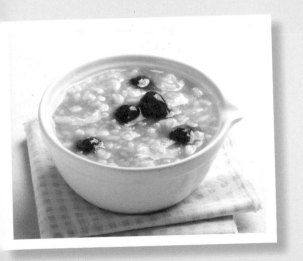

首烏紅棗粥

紅棗 15 個，洗淨，去核；粳米 50 克，洗淨；何首烏粉 25 克；冰糖 15 克。將紅棗、粳米放入鍋內，加適量清水，熬煮成粥。待粥半熟時加入何首烏粉，攪拌至粥黏稠，再放入冰糖調味即可。

功效：此粥有補氣血、益肝腎、益精血、養容顏的功效。可用於面色無華、肌膚乾燥和肝腎兩虛、精血不足所致的頭昏眼花、失眠健忘等症。

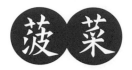

菠菜　補血通血脈

據《本草綱目》記載，菠菜可利五臟，除腸胃熱，解酒。疏通血脈，開胸下氣，調澀，止口渴潤燥。

選購	挑選菜葉乾爽、無黃色斑點，根部呈淺紅色的	儲存	冰箱冷藏
成分	胡蘿蔔素、維生素 C、膳食纖維、鈣、鐵等	烹飪	烹飪菠菜前要先焯水，去除草酸
性味歸經	性涼，味酸。歸胃經	產地	全國各地

大補氣血

預防貧血—菠菜含豐富的鐵、鈣等，有一定的補血和止血作用，可輔助治療胃腸出血，所含維生素 C 可促進鐵吸收，對缺鐵性貧血有較好的輔助治療效果。

功效延伸

降糖—菠菜中含有一種類胰島素物質，其作用與胰島素非常相似，可以維持餐後血糖的穩定，對第 2 型糖尿病患者維持血糖穩定有一定的幫助。

益眼—老年人常食菠菜可降低視網膜退化的風險，常常坐在電腦前的人也同樣可以多吃菠菜。

防治便秘—菠菜含有大量的膳食纖維，可促進腸道蠕動，有效清理人體腸胃的熱毒，從而防治便秘。

不補反傷身

❌ 與豆腐同吃。菠菜中含有的草酸和草酸鹽，與豆腐中的鈣結合，會影響人體對鈣的吸收，長期食用易引起結石。

❌ 與醋同吃。菠菜中含草酸，醋中含有多種有機酸，兩者同食會阻礙鈣質的吸收，還會損傷牙齒。

❌ 不分人群食用。脾胃虛寒腹瀉者不宜食用。

氣血雙補搭檔

★ **菠菜＋雞蛋**
菠菜搭配雞蛋，有助於人體達到鈣與磷的攝取平衡，通補氣血。

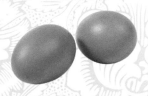

★ **菠菜＋豬肝**
豬肝與菠菜同食可補血，有預防缺鐵性貧血、促進生長、消除疲勞的作用。

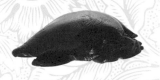

★ **菠菜＋胡蘿蔔**
胡蘿蔔有增強機體的免疫功能和明目的功效，二者同食能補血益氣、養肝明目。

菠菜胡蘿蔔汁

菠菜 400 克，擇好，洗淨，焯熟，切段；胡蘿蔔 2 根，洗淨，去皮，切成薄片；蜂蜜、檸檬汁各適量。將菠菜段和胡蘿蔔片倒入榨汁機中，倒入適量涼開水和蜂蜜、檸檬汁榨汁即可。

功效：胡蘿蔔和菠菜營養價值豐富，又都有補血明目的良好功效，二者搭配能補血潤燥、養肝明目，對保護視力大有好處。

蒜蓉菠菜

菠菜 500 克，擇好，洗淨，切段；蒜蓉、薑絲、鹽、香油各適量。將蒜蓉、薑絲、鹽、香油倒入碗中拌勻，調成醬汁。在開水中把菠菜焯熟，撈出，淋上醬汁拌勻即可。

功效：大蒜具有強大的殺菌能力，能消滅侵入體內的病菌。蒜蓉菠菜能清理腸胃，同時也有助於預防缺鐵性貧血。

花生菠菜

菠菜 500 克，擇好，洗淨，焯熟，切段；熟花生仁 50 克；蒜末、鹽、香油各適量。將蒜末、鹽、香油倒入碗中拌勻，調成醬汁。盤中放入菠菜段、熟花生仁，淋上醬汁拌勻即可。

功效：花生有健脾理氣、潤肺化痰、清咽止咳的功效。花生菠菜可以補血潤燥，此外，菠菜涼拌還具有促進腸道蠕動的作用，能通腸導便。

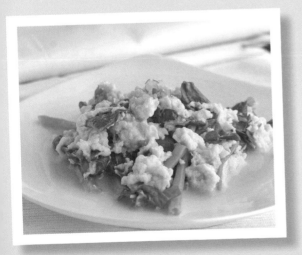

菠菜炒雞蛋

菠菜 200 克，擇好，洗淨，焯水後切段；雞蛋 2 個，打散；鹽、薑絲各適量。將雞蛋倒入熱油鍋中炒熟盛出。再倒一點油，放入菠菜段翻炒，快熟時加入雞蛋、鹽、薑絲翻炒幾下即可。

功效：雞蛋含有豐富的蛋白質、維生素和鐵、鈣等，菠菜中含有大量的 β- 胡蘿蔔素和鐵，二者同食有利於補氣補血。

韭菜 行氣活血、補腎氣

韭菜有溫補肝腎、固精壯陽、強筋壯骨的功效。常飲韭菜汁，對高血壓、冠心病、高血脂症等有很好的輔助治療效果。初春時節的韭菜品質最佳，用以膳食十分鮮美。

選購	挑選直挺、葉片不太寬厚，用手觸摸時柔軟的	儲存	放置於陰涼處
成分	碳水化合物、膳食纖維、多種維生素、鈣、磷等	烹飪	在鹽水中浸泡半小時，有於助清洗殘留農藥
性味歸經	性溫，味甘、辛。歸胃、肝、腎經	產地	全國各地

大補氣血

行氣活血——韭菜溫中開胃、行氣活血，可補腎壯陽、調和臟腑；韭菜籽可固精助陽、補腎、暖腰膝。

功效延伸

益肝健胃——韭菜含有揮發性精油及硫化物等特殊成分，散發出一種獨特的辛香氣味，有助於疏調肝氣，增進食欲。還能散瘀活血、行氣防滯，緩解跌打損傷、胸口痛等。

潤腸通便——韭菜含有大量膳食纖維，不但可以預防習慣性便秘和腸癌，還可將消化道中的某些雜物包裹起來，隨大便排出體外，所以在民間還被稱為「洗腸草」。

殺毒消炎——韭菜所含的硫化物可以起到一定的殺菌消炎作用，可有效抑制痢疾、傷寒、大腸桿菌和金黃色葡萄球菌。

不補反傷身

❌ 食用過夜的熟韭菜或存放過久的生韭菜。久放的韭菜中致癌物亞硝酸鹽會上升，吃了有害健康。

❌ 與白酒同食。白酒性溫，味苦辛，韭菜也性溫，兩者不宜同食。

❌ 不分人群食用。陰虛火旺、胃腸虛弱者慎食。

氣血雙補搭檔

★韭菜＋雞蛋
二者搭配有溫中養血、溫胃健脾、溫暖腰膝的功效，對調補身體有很好的作用。

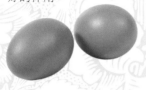

★韭菜＋豆腐
韭菜有促進血液循環，提高性功能等功效；豆腐寬中益氣、清熱散血、潤燥。二者搭配效果更好。

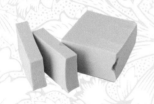

★韭菜＋核桃
韭菜能補腎氣，核桃補腎健腦。二者搭配可補腎壯陽，輔助治療腎陽虛、陽痿早洩、腰膝酸軟等症。

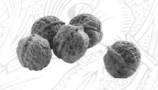

韭菜炒雞蛋

韭菜 100 克，洗淨，切段，炒熟；雞蛋 2 個，打散，炒成塊；鹽、醬油、白糖、香油各適量。油鍋燒熱，加韭菜段、雞蛋塊翻炒幾下，加鹽、醬油、白糖炒拌均勻，淋上香油即可。

功效：韭菜補腎壯陽，雞蛋滋陰、補心安神。韭菜炒雞蛋有補血補氣、協調陰陽的功效。
　　　主治腎陽虛弱型性欲低下、遺精、陽痿、早洩等症。

韭菜炒核桃仁

韭菜 150 克，擇好，洗淨，切段；核桃仁 60 克；鹽適量。油鍋燒熱，下核桃仁炸黃，放入韭菜段炒熟，加鹽調味即可。

功效：補腎強陽、溫固腎氣。適用於腎陽不足引起的陽痿、乏力，腎氣不固引起的遺精、
　　　帶下等。常食還可防治鬚髮早白、記憶力衰退等。

韭菜鮮蝦仁粥

韭菜 100 克，擇好，洗淨，切段；鮮蝦仁 50 克；糯米、鹽各適量，糯米洗淨。將鮮蝦仁、糯米放入砂鍋中，加適量清水煮粥，待粥將熟時加入韭菜段，煮沸後加鹽調味即可。

功效：韭菜和蝦仁、糯米同煮成粥，可行氣活血、固腎助陽、健脾養胃、防治便秘，適
　　　合立春時節養生滋補食用。

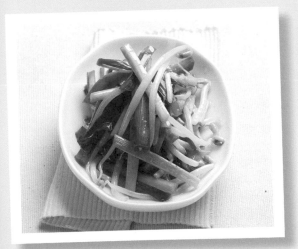

韭菜炒綠豆芽

韭菜 100 克，擇好，洗淨，切段；綠豆芽 200 克，洗淨；鹽適量。油鍋燒熱，放入綠豆芽翻炒，再放入韭菜段繼續翻炒。最後加鹽調味即可。

功效：韭菜溫中、補腎、解毒；綠豆芽利
　　　水、清熱、消暑。二者同食可行氣調
　　　血、溫中補虛、清熱解毒，還可通腸
　　　利便、消除腹脹。

氣血雙補搭檔

★芋頭＋蓮子
二者搭配有補中益氣、益腎固精、補脾止瀉、養心安神的功效。

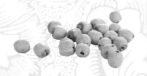

★芋頭＋排骨
豬排骨能提供人體生理活動必需的優質蛋白、脂肪和鈣，搭配芋頭有益精補血的功效。

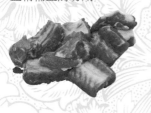

★芋頭＋雞肉
雞肉有補虛填精、益氣和胃的功效，搭配芋頭，對腎結石有良好的食療效果，還有增進食欲、幫助消化的作用。

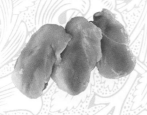

芋頭　調中補氣

芋頭又稱芋、芋艿。芋頭便於消化，有調中補氣、益胃寬腸的功效。《滇南本草》記載，芋頭能治中氣不足，久食可補肝腎、填精益髓。

選購	挑選體型勻稱，結實，沒有斑點的	儲存	乾燥、陰涼、通風處保存
成分	蛋白質、維生素C、維生素B群、胡蘿蔔素等	烹飪	在處理芋頭的過程中，最好戴上拋棄式手套
性味歸經	性平，味甘、辛。歸腸、胃經	產地	全國各地

大補氣血

補中益氣—芋頭含有豐富的黏液皂素及多種微量元素，具有補氣益腎的功效，可增強人體的免疫力，對慢性腎炎、胃痛、痢疾等症也有一定的療效，尤其適合身體虛弱的人食用。

功效延伸

解毒防癌—芋頭中含有一種黏液蛋白，在被人體吸收後能產生免疫球蛋白，提高身體的抵抗力。芋頭對癌細胞有抑制消解作用，可輔助治療乳腺癌和胃癌。

潔齒防齲—芋頭所含的礦物質中，氟的含量較高，具有潔齒防齲、保護牙齒的作用。

美容烏髮—芋頭為鹼性食物，能中和體內積存的酸性物質，調節人體的酸鹼平衡，起到烏黑頭髮、潤膚養顏的作用。

不補反傷身

❌ 食用未煮熟的芋頭。未煮熟的芋頭中含有的黏液會刺激咽喉，從而導致咽喉不適。

❌ 不分人群食用。過敏性體質、糖尿病患者，胃納欠佳者以及小兒食滯者慎食。

❌ 在食用芋頭的同時吃香蕉。

糖炒芋頭

芋頭 250 克，去皮，洗淨，切小塊；白糖適量。油鍋燒至六成熱後，下芋頭塊用小火炸 3 分鐘左右，撈出，稍涼後再下鍋，用中火炸 1 分鐘上色。另取炒鍋燒熱，倒入水和白糖翻炒，化成漿後，放入炸好的芋頭翻炒，讓糖漿均勻地裹在芋頭塊上即可。

功效：糖炒芋頭有調中補氣、補虛填精的功效，而且能增加食欲。適合體質虛弱、腎氣不足、免疫力下降者。

芋頭瘦肉粥

芋頭 50 克，去皮，洗淨，切塊；豬瘦肉 50 克，洗淨，切丁；粳米 50 克，洗淨，煮成稠粥；料酒、鹽各適量。油鍋燒熱，放入豬瘦肉丁，加料酒炒熟後，放入粥鍋中，加芋頭塊熬煮。待米粥黏稠，加入鹽調味即可。

功效：此粥有補腎益血、滋陰潤燥、調中補氣的功效。適合體質虛弱者，也適用於大便乾結、二便不暢等症。

芋頭蓮子粥

芋頭 150 克，去皮，洗淨，切塊；蓮子 10 粒，洗淨，去心；粳米 100 克，洗淨；白糖適量。鍋內加適量清水燒開，放入粳米熬煮成粥。放入芋頭塊、蓮子，小火煮至粥黏稠，加適量白糖，攪拌均勻即可。

功效：蓮子去心，取蓮子肉，和芋頭搭配可補氣益腎、健腦養心。也適用於腹瀉、便溏、口乾舌燥等症。

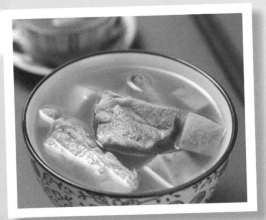

芋頭排骨湯

芋頭 150 克，去皮，洗淨，切塊，隔水蒸 10 分鐘；排骨 250 克，洗淨，切段，汆去血水；蔥段、薑片、料酒、鹽各適量。先將排骨段、蔥段、薑片、料酒放入鍋中，加清水煮沸，轉中火燜煮 15 分鐘，揀出薑片、蔥段。再用小火慢煮 45 分鐘，放入芋頭塊同煮，最後加鹽調味即可。

功效：芋頭可補中益氣；豬排骨有潤腸胃、補腎氣、解熱毒的功效。芋頭排骨湯可補中益腎、補鈣益氣，適合於氣血不足、體質虛弱者。

馬鈴薯 補胃氣

馬鈴薯是中國五大主食之一。馬鈴薯的營養成分非常全面，營養結構也較合理，被稱為「十全十美」的食物。中醫認為，馬鈴薯有健脾和胃、益氣調中、降糖降脂、美容養顏等功效。

選購	挑選表皮呈土黃色，無損傷，未長芽的	儲存	陰涼、乾燥處避光保存
成分	蛋白質、膳食纖維、維生素 B 群、維生素 C 等	烹飪	去了皮的馬鈴薯可以放在水裡，以免發黑
性味歸經	性平，味甘。歸胃經、大腸經	產地	全國各地，部分進口

大補氣血

補脾胃之氣—馬鈴薯中含有大量澱粉以及蛋白質、維生素 B 群、維生素 C 等，能促進脾胃的消化功能，有大補脾胃之氣的作用。

功效延伸

防治便秘—馬鈴薯含有膳食纖維，能寬腸通便，幫助人體及時排泄代謝物，防止便秘及腸道疾病的發生。

預防動脈粥狀硬化—馬鈴薯能供給人體大量有特殊保護作用的黏液蛋白，能保持消化道、呼吸道以及關節腔、漿膜腔的潤滑，保持血管的彈性，有利於預防動脈粥狀硬化的發生。

美容養顏—馬鈴薯為鹼性蔬菜，有利於中和體內代謝後產生的酸性物質，保持體內酸鹼平衡，有一定的美容和抗衰老作用。

不補反傷身

❌ 食用皮色發青或發芽的馬鈴薯。

❌ 馬鈴薯和柿子同食。馬鈴薯中的澱粉與柿子中的單寧酸在胃酸的作用下會發生凝聚，形成胃結石。

❌ 腹脹者、糖尿病患者、哮喘病患者食用馬鈴薯。

氣血雙補搭檔

★馬鈴薯 + 粳米

二者搭配有補中益氣、益腎固精、補脾止瀉、養心安神的功效。

★馬鈴薯 + 青椒

馬鈴薯有補氣健脾和安神的功效，與富含多種維生素的青椒一起吃，可營養互補，補氣功效加倍。

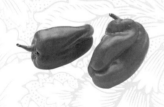

★馬鈴薯 + 牛肉

馬鈴薯和牛肉同食有補氣補血的功效，能提高身體抗病能力。

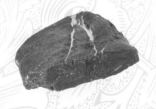

馬鈴薯排骨湯

馬鈴薯 2 個，去皮，洗淨，切塊；豬排骨 500 克，剁成小塊，洗淨，瀝乾水分；薑片、料酒、鹽、蔥花各適量。將排骨放在開水鍋中煮 5 分鐘，撈出，洗淨。將排骨塊、薑片、料酒和適量清水放入鍋中，大火煮沸。再改用小火燉至半熟時，放入馬鈴薯塊燉至熟爛，加鹽調味、撒上蔥花即可。

功效：馬鈴薯排骨湯有補血補虛、和胃調中、健脾利濕、益氣強身的功效。此湯營養豐富，老少皆宜。

青椒馬鈴薯絲

馬鈴薯 2 個，去皮，切絲，放入清水中浸泡（勿長時間浸泡）；青椒 2 個，去籽，去筋，切絲；醋、鹽各適量。油鍋燒熱，放入馬鈴薯絲翻炒。加入適量醋，馬鈴薯絲快熟時放入青椒絲，翻炒數次後加入鹽調味即可。

功效：青椒含有豐富的維生素 C，適合高血壓、高血脂症患者食用。青椒和馬鈴薯搭配食用可補胃氣、降脂減肥。

馬鈴薯蓮藕汁

馬鈴薯 1 個，蓮藕 1 節，均洗淨，去皮，煮熟，切成小塊；蜂蜜適量。將煮好的馬鈴薯塊和蓮藕塊倒入榨汁機中，加少量涼開水攪打成汁。打好汁後調入蜂蜜即可。

功效：馬鈴薯蓮藕汁是一款秋季養生飲品，有健脾益氣、清熱解毒等功效，對便秘、肝病患者十分有益。

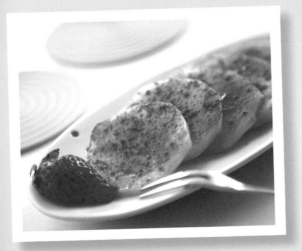

孜然馬鈴薯

馬鈴薯 2 個，洗淨，去皮，切片；孜然粉、鹽各適量。平底鍋加油燒熱，將馬鈴薯片煎至兩面金黃，加入孜然粉、鹽略翻幾下即可。

功效：馬鈴薯中含有大量的膳食纖維，能防治便秘。孜然馬鈴薯不僅味道絕佳，還營養豐富，可補充脾胃之氣。但小孩和孕婦要少吃。

蓮藕 益血補心

蓮藕是藥用價值相當高的蔬菜。可補中養神，常食蓮藕，可以輕身耐老，延年益壽。用蓮藕製成粉，能消食止瀉，開胃清熱，滋補養性，預防內出血，很適合老弱體虛者食用。

選購	挑選藕節肥大短粗，鮮嫩色白，無爛傷的	儲存	在蓮藕上糊上一些泥巴，放在陰涼濕潤處保存
成分	膳食纖維、維生素C、鈣、磷、鉀、鈉、單寧酸等	烹飪	炒蓮藕時加點醋，可以使蓮藕爽脆
性味歸經	生藕性寒，熟藕性溫，味甘。歸心、脾、肺經	產地	全國各地，部分進口

大補氣血

清熱涼血—蓮藕生食性寒，富含單寧酸，有收縮血管的作用。蓮藕止血而不留瘀、清熱涼血，可用來輔助治療熱性病症，對熱病口渴、鼻出血、下血者尤為有益。

功效延伸

健脾開胃—蓮藕能散發出一種獨特清香，可健脾止瀉、增進食欲、促進消化，特別適合於胃納不佳、食欲不佳者食用。
緩解便秘—蓮藕中的膳食纖維能夠刺激腸道，緩解便秘，促進體內有害物質的排出。
降低血糖—蓮藕中含有的黏液蛋白和膳食纖維，能降低膽固醇和血糖，具有預防糖尿病和高血壓的作用。

不補反傷身

❌ 蓮藕和菊花同食。容易導致腹瀉。
❌ 蓮藕和螃蟹同食。二者同食會影響維生素的吸收。
❌ 月經期間、痛經者、脾胃功能低下者食用蓮藕。

氣血雙補搭檔

★蓮藕＋綠豆
二者搭配，能健脾開胃、疏肝利膽、補氣養血、降血壓，適用於肝膽疾病和高血壓患者。

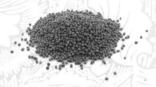

★蓮藕＋薑
蓮藕清熱生津、涼血止血、補益脾肺之氣，與薑搭配，對心煩口渴、嘔吐有一定的療效。

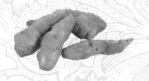

★蓮藕＋紅豆
紅豆富含鐵質，有補血的作用。二者搭配，可補血養心、健脾益胃、增強抵抗力。

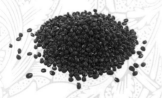

蓮藕玉米排骨湯

蓮藕1節，去皮，洗淨，切片，放入沸水中略焯；豬排骨300克，洗淨，切段，汆去血水，撈出瀝乾；玉米1根，洗淨切段；薑片、陳皮、料酒、鹽各適量。鍋內加適量清水，放入排骨段、蓮藕片、玉米段、薑片、陳皮、料酒，大火煮沸，然後改小火煮至食材熟爛，加鹽調味即可。

功效：排骨補腎、益氣、潤燥；玉米健脾、利水、祛濕。蓮藕玉米排骨湯營養豐富，能補氣生血、強健骨骼、增強體質。

蓮藕蝦仁粥

蓮藕1節，去皮，洗淨，切片；粳米80克，洗淨；鮮蝦仁、鹽、胡椒粉各適量，拌勻。鍋內放入粳米，加蓮藕片和適量清水，大火煮沸後轉小火煮至黏稠，加入拌好的蝦仁，大火稍煮即可。

功效：此粥有健脾開胃、補心養血的功效，老年人常喝此粥可以滋補強身、延年益壽。

蓮藕紅豆粥

蓮藕1節，去皮，洗淨，切片；紅豆20克，糯米100克，分別洗淨，各用水浸泡1小時；冰糖適量。鍋內加清水，放入浸泡好的紅豆、糯米，大火煮開後轉小火熬煮30分鐘。放入蓮藕片，開鍋後轉小火煮20分鐘，加入冰糖至化開即可。

功效：紅豆與蓮藕搭配煮粥，有補血益氣、健脾開胃、促進血液循環的功效，非常適合脾虛的小孩子食用。

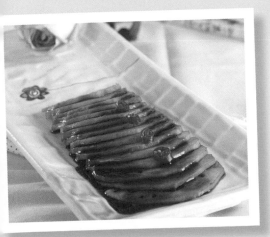

糖醋蓮藕

蓮藕1節，去皮，洗淨，切片，用熱水焯一下；薑末、白糖、醋、水澱粉*各適量。油鍋燒熱，放薑末熗鍋，倒入蓮藕片翻炒。放入白糖、醋繼續翻炒，加水澱粉*勾芡即可。

功效：蓮藕具有補氣生血、健脾養胃、生津止渴的功效。糖醋蓮藕中含有豐富的碳水化合物、維生素C及鈣、磷、鐵等多種營養物質。

＊ 太白粉或玉米粉等加水拌勻，作為勾芡或上漿用。

氣血雙補搭檔

★胡蘿蔔＋牛肉
二者搭配有活血、明目、溫補脾胃、強筋健骨、化痰理氣的功效，尤其適合貧血患者。

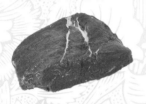

★胡蘿蔔＋黃豆
胡蘿蔔與黃豆同吃能補脾胃之氣，強壯骨骼，是正處於生長發育階段兒童的理想菜品。

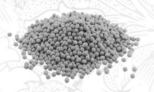

★胡蘿蔔＋菊花
菊花清熱解毒，與胡蘿蔔搭配食用，可養血、補肝、明目、清熱，常食可防止眼花。

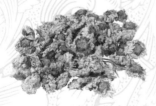

胡蘿蔔 補血養肝

中醫認為，胡蘿蔔有健脾和胃、清肝明目、清熱解毒、降氣止咳等功效，可用於腸胃不適、便秘等症狀，有「土人參」之稱。

選購	挑選橙紅色，根莖粗大，表皮光滑無傷爛的	儲存	陰涼處放置
成分	膳食纖維、胡蘿蔔素、維生素A、鈣、磷等	烹飪	胡蘿蔔最好用油炒或與肉同燉
性味歸經	性溫，味甘、辛。歸肺、脾經	產地	全國各地，部分進口

大補氣血

補血養肝—胡蘿蔔中含有的胡蘿蔔素，能轉變為肝臟的重要營養素維生素A，能補血養肝、明目，改善肝血虧虛引起的視力下降、夜盲症等。

功效延伸

降糖降脂—胡蘿蔔含有降糖物質，其所含槲皮素、山柰酚能增加冠狀動脈血流量，降低血脂，是糖尿病患者的佳蔬良藥。
滋潤皮膚—胡蘿蔔可以促進人體新陳代謝、滋潤皮膚，緩解乾燥症狀、減少色素沈澱、祛除臉部皺紋，還可以保養頭髮。
保護腸黏膜—現代醫學研究發現，胡蘿蔔能有效地保護腸黏膜，還可以促進腸道內的有益菌叢生長，從而調節人體腸道內的菌叢平衡。

不補反傷身

❌ 過量食用胡蘿蔔。攝入過量胡蘿蔔素可能會抑制卵巢的正常排卵。因此備孕女性不宜多吃胡蘿蔔。

❌ 白蘿蔔、胡蘿蔔同食。白蘿蔔主瀉、胡蘿蔔為補，二者最好不要同食。

柳丁胡蘿蔔汁

胡蘿蔔 1 根，柳丁 1 個，分別洗淨，去皮，切小塊；檸檬汁、蜂蜜各適量。將柳丁塊和胡蘿蔔塊放進榨汁機，倒入涼開水一起榨汁。加適量檸檬汁和蜂蜜調味即可。

功效：柳丁胡蘿蔔汁具有較強的抗氧化功效，胡蘿蔔能夠平衡柳丁中的酸。這道蔬果汁能夠滋補氣血、理氣化痰、補氣養虛，同時起到清潔身體和提高身體能量的作用，有助於補腦益智、增強記憶力。

胡蘿蔔絞肉炒飯

胡蘿蔔 1 根，洗淨，切丁；熟米飯 200 克；肉餡 50 克；薑末、蔥花、鹽、白糖、醬油各適量。肉餡加醬油、白糖、蔥花拌勻。油鍋燒熱，放入薑末、蔥花炒香，倒入肉餡翻炒，倒入胡蘿蔔丁，最後再倒入米飯繼續翻炒至熟，加鹽調味即可。

功效：胡蘿蔔絞肉炒飯營養豐富，具有益胃氣、補肝明目、健脾消食、開胃強身、潤腸通便等功效。主治食欲缺乏、腹脹、腹瀉，是青少年的優質食譜。

糖醋胡蘿蔔

胡蘿蔔 1 根，洗淨，切絲；鹽、醋、白糖、蔥花各適量。胡蘿蔔絲加鹽醃製 15 分鐘後，用清水洗淨，瀝乾水分，加入鹽、醋、白糖拌勻，撒上蔥花即可。

功效：胡蘿蔔有助於增強機體的免疫功能。糖醋胡蘿蔔能補中益氣、健脾開胃，適用於脾胃虛弱、食欲缺乏、消化不良等症。

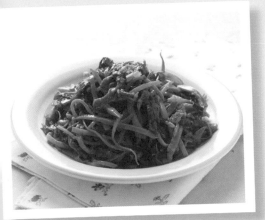

胡蘿蔔炒牛肉絲

胡蘿蔔 1 根，洗淨，去皮，切絲；牛肉 80 克，洗淨，切絲；水發黑木耳適量，洗淨，去蒂，切絲；醬油、蔥花、水澱粉*、鹽各適量。牛肉絲加醬油、水澱粉*拌勻。油鍋燒熱，下牛肉絲翻炒，再加入胡蘿蔔絲、黑木耳絲炒至食材全熟，最後加鹽調味，撒上蔥花即可。

功效：胡蘿蔔含有非常豐富的維生素和礦物質，牛肉蛋白質含量高，而脂肪含量低，二者搭配有補血補氣、滋養脾胃、強健筋骨的功效。

＊ 太白粉或玉米粉等加水拌勻，作為勾芡或上漿用。

氣血雙補搭檔

★紅薯＋粳米

二者搭配有補血、益氣生津、健脾養胃、潤肺通便的功效，適合脾胃虛弱、少氣乏力者。

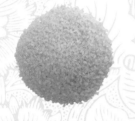

★紅薯＋蓮子

二者同食能補血益氣，促進腸胃蠕動，適宜大便乾燥、習慣性便秘者食用，還有美容的功效。

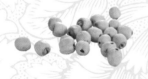

★紅薯＋花生

花生滋養補益，有助於延年益壽。二者搭配有益氣補血的功效，適合貧血患者。

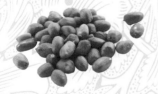

紅薯　益氣補虛

紅薯又叫甘薯、地瓜，除供食用外，還具有很好的藥用價值，是藥食兩用的佳品。《本草綱目》中說，紅薯有「補虛乏、益氣力、健脾胃、強腎陰」的功效，有「長壽食品」的美譽。

選購	挑選大小適中，外皮乾燥、無斑的	儲存	包裹後放陰涼、乾燥處保存
成分	蛋白質、膳食纖維、胡蘿蔔素、維生素 A 等	烹飪	一定要蒸熟煮透，否則不利於消化
性味歸經	性平，味甘。歸肝、脾經	產地	全國各地

大補氣血

益氣補虛—紅薯含有人體所需的多種營養成分，可補中和血、補虛益氣、健脾暖胃。尤其適合脾氣虛弱、經常便秘的人食用。

功效延伸

抗癌—體內葉酸含量過低會增加患癌的風險，而紅薯含有豐富葉酸，常吃紅薯能有效地抑制結腸癌和乳腺癌的發生。

美容減肥—紅薯中含有一種特殊的物質，對保護人體皮膚、延緩衰老有一定的作用。同時紅薯熱量低，能有效地阻止糖類變為脂肪，有利於減肥瘦身。

潤腸通便—紅薯含有大量膳食纖維，能增加腸道蠕動，通便排毒，幫助排出體內廢氣，尤其對老年人便秘有較好的療效。

不補反傷身

❌ 與柿子同食。紅薯的主要成分是澱粉，進食以後會產生大量果酸，如果與柿子同時食用，果酸可與柿子中的單寧、果膠起凝聚作用，形成胃結石。

❌ 糖尿病和腎病患者多吃紅薯。

紅薯花生羹

紅薯1個，去皮，洗淨，切丁；花生仁50克，搗碎；青菜葉80克，洗淨，切絲；枸杞5克；鹽適量。鍋內加適量清水煮沸，放入紅薯丁和花生仁，煮30分鐘，再放入青菜葉絲和枸杞繼續煮，最後加鹽調味即可。

功效：紅薯可以益氣力、健脾胃。紅薯花生羹補氣補血，適用於氣血不足、脾胃虛弱所致的氣短、乏力、貧血、便秘、失眠、健忘等症。

紅薯綠豆粥

紅薯1個，去皮，洗淨，切丁；粳米、糯米、綠豆各適量，分別洗淨。把粳米、糯米、綠豆混合放入鍋中，加入適量清水，大火煮沸，再改用中小火煮20分鐘，放入紅薯丁繼續熬煮，煮至紅薯丁變軟、粥黏稠即可。

功效：綠豆能幫助排出體內有毒物質，促進機體的正常代謝。紅薯和綠豆熬成粥，可補益脾胃之氣，經常食用可以補充營養、增強體力。

紅薯銀耳湯

紅薯1個，去皮，洗淨，切丁；乾銀耳5克，用溫水泡發至軟；冰糖適量。將泡發的銀耳放入鍋內，加適量清水煮至銀耳變軟，倒入紅薯丁，加冰糖煮至黏稠即可。

功效：銀耳有益氣清腸、滋陰潤肺的作用。紅薯銀耳湯有調補氣血、滋陰潤燥的功效，尤其適合在乾燥天氣食用。

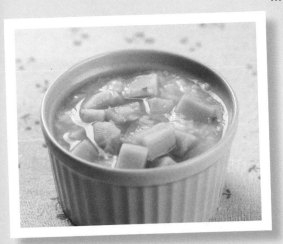

紅薯粳米粥

紅薯1個，去皮，洗淨，切塊；粳米50克，洗淨；白糖適量。將紅薯塊、粳米放入鍋中，加適量清水，大火煮沸。粥黏稠時加適量白糖，攪拌均勻，再煮沸即可。

功效：紅薯含有豐富的膳食纖維，有助於益氣通便。紅薯粳米粥有補益腎氣的作用，對於腎氣虧損造成的便秘有緩解作用。

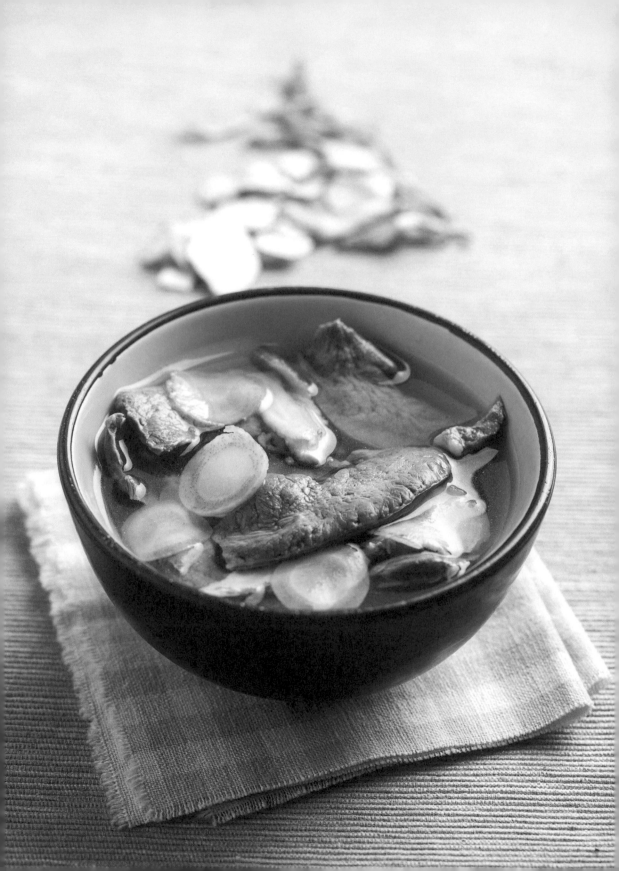

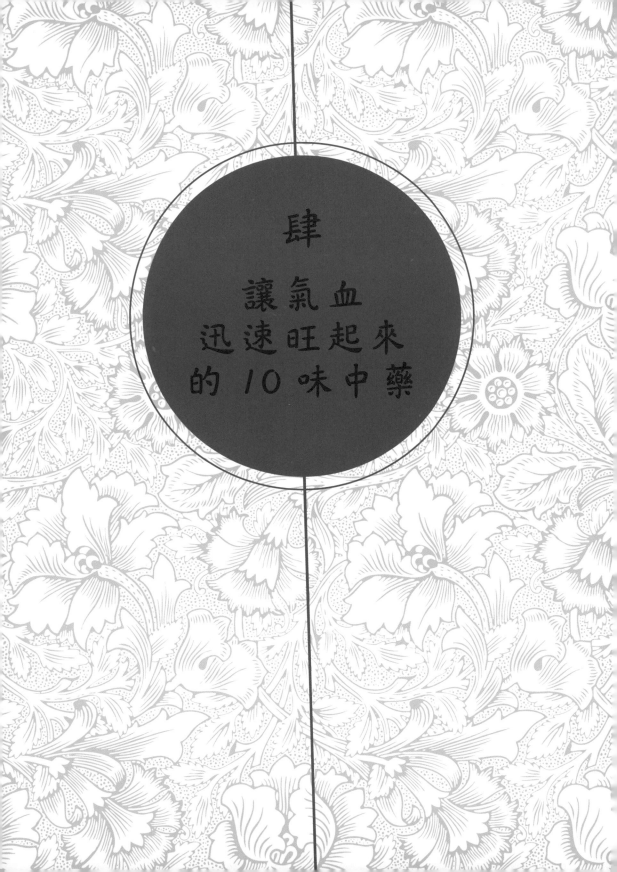

肆

讓氣血
迅速旺起來
的 10 味中藥

黃耆 補一身之氣

黃耆，又稱北耆，是常用中藥之一，迄今已有 2000 多年的歷史。黃耆有益氣固表、利水消腫、脫毒、生肌的功效，還能擴張血管、改善心肌供血，提高免疫功能，能補益一身之氣。

選購	挑選淺褐色，表面有溝紋的	儲存	陰涼、乾燥、通風處避光保存
成分	多種胺基酸、膽鹼、葉酸、鈣、硒等	烹飪	黃耆可煎湯、煎膏、浸酒、入菜肴等
性味歸經	性微溫，味甘。歸脾、肺經	產地	主產於中國內蒙古、山西、黑龍江

大補氣血

補氣升陽—黃耆以「補氣諸藥之最」著稱，有補氣升陽、益衛固表、利尿排毒、排膿、斂瘡生肌的養生功效。《本草綱目》稱其為「補藥之長」。

功效延伸

補益肺氣—黃耆常用於肺氣虛弱、咳喘日久、氣短神疲的人。脾肺氣虛的人往往衛氣不固、表虛自汗，食用黃耆能補脾肺之氣，益衛固表。

抗病強身—黃耆含碳水化合物、多種胺基酸、維生素等成分，可提高人體免疫功能，增強人體抵抗力。

改善血液循環—黃耆有擴張血管的作用，可以改善皮膚血液循環及營養狀況，對於慢性潰瘍者有一定的療效。

不補反傷身

❌ 進補過量。黃耆不宜一次性大量進補，應逐步增加用量。

❌ 與白蘿蔔同食。黃耆為補氣佳品，而白蘿蔔則具有行氣、降氣、破氣的功效，兩者同食會削弱黃耆的補氣功效。

❌ 感冒發熱者，胸腹滿悶者，肺結核伴有發熱、口乾唇燥、咯血症狀者以及孕婦食用黃耆。

氣血雙補搭檔

★黃耆 + 人參

二者搭配能增強補氣功效，尤其適合肺氣虛弱、咳喘日久者。

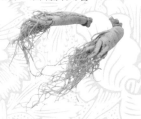

★黃耆 + 羊肉

二者同食，能補腎壯陽、補虛溫中，還能益氣固表、抗疲勞、抗衰老。

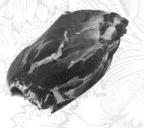

★黃耆 + 當歸

二者搭配能補氣養血，可用於治療氣血不足所引起的面色萎黃、頭昏目眩、瘡瘍及產後血虛引起的發熱頭痛等症。

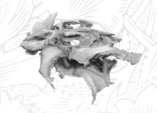

黃耆紅棗茶

黃耆 15 克，洗淨；紅棗 5 個，洗淨。將黃耆、紅棗加水煎煮 30 分鐘即可。

功效：紅棗能生津、調節內分泌；黃耆行氣活血。每日 1 劑，代茶飲服，可營養肌膚、改善髮質，防止白髮早生。

黃耆羊肉湯

羊肉 500 克，洗淨，切塊，焯水撈出，用溫水洗去浮沫；當歸、黃耆各 15 克，分別洗淨；薑片、料酒、鹽、高湯各適量。鍋內倒入高湯，放入羊肉塊、當歸、黃耆、薑片、料酒，大火煮沸後，轉小火煮 2 小時，加鹽調味即可。

功效：羊肉營養豐富，對產後氣血兩虛、腹部冷痛、體虛畏寒、營養不良等症有很大裨益。黃耆羊肉湯具有補虛溫中、健脾養胃的功效，適合冬天飲用。

黃耆人參茶

黃耆、人參各 2 克，分別洗淨；蜂蜜適量。將黃耆、人參放入杯中，沖入沸水泡 10 分鐘。湯水變溫後放入蜂蜜，調勻即可。

功效：人參有大補元氣、補脾益肺、生津止渴、安神益智之功效。黃耆人參茶能補氣生血、益陽安神，幫助恢復精力。

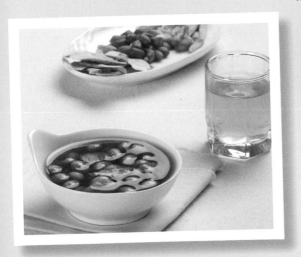

黃耆燉花生

黃耆 10 克，洗淨，切片，瀝乾；花生仁 300 克；鹽適量。將花生仁、黃耆片放入燉鍋，加適量清水，煮至食材爛軟，最後加鹽調味即可。

功效：花生含有豐富的蛋白質及油脂，黃耆行氣活血，二者結合能健脾、補氣血、健腦益智，也有助於調節女性體內激素分泌，有豐胸的效果。

氣血雙補搭檔

★當歸＋粳米
二者搭配能益氣補血，
適合血虛伴有血瘀者。

★當歸＋白芍
白芍有補血養血的功能，
搭配當歸可以補血止痛，
適合產後血虛腹痛的女性。

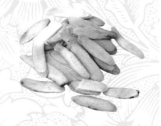

★當歸＋羊肉
二者同食有溫中補氣、補
血、袪寒止痛的功效。適
合月經量少、痛經的女性。

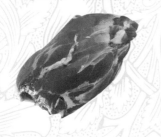

當歸　補血又活血

當歸是最常用的中藥之一。《本草綱目》上說「當歸能治頭痛，心腹諸痛，潤腸胃、筋骨、皮膚，排膿止痛」。當歸具有補血活血、調經止痛、潤燥滑腸、抗癌等作用。

選購	挑選氣味濃郁，身長鬚少，呈黃白色的	儲存	陰涼、乾燥處防蟲保存
成分	多種胺基酸、水溶性生物鹼、菸鹼酸、維生素B群等	烹飪	當歸有多種用法，可泡茶、泡酒、煲湯、燉肉
性味歸經	性溫，味甘、辛。歸肝、心、脾經	產地	主產於中國甘肅、雲南、四川、青海、陝西等地

大補氣血

補血活血—當歸是「血中之聖藥」，既能補血，又能活血、止痛，適用於心肝血虛所致的面色蒼白或萎黃、倦怠乏力、唇甲淺淡無華等症，能輔助治療月經不調、痛經、閉經、心悸、暈眩等。

功效延伸

調經止痛—當歸對子宮有興奮和抑制的作用，既能調經止痛，又能使血行旺盛。
調血脂、降血壓—當歸有助於抑制血小板凝聚，可抗血栓、調節血脂，還有擴張血管、降低血壓的作用。
消炎平喘—當歸中含有能夠有效地鬆弛器官平滑肌的物質，對支氣管哮喘有著很好的作用，還能夠治療呼吸道炎症。

不補反傷身

❌ 過量服用當歸。服用當歸要適量，否則會產生副作用。
❌ 當歸與綠豆同食。二者同食會降低當歸的藥效。
❌ 不分人群食用。孕婦、月經量過多者不宜食用。

當歸紅棗黨參雞湯

雞 1 隻，處理乾淨；紅棗 10 個，洗淨；當歸、黨參、枸杞、蔥段、薑片、料酒、鹽各適量，當歸、黨參、枸杞分別洗淨。砂鍋中放入雞、蔥段、薑片和料酒，加適量清水，大火燒開，撇去浮沫。再加入當歸、黨參、紅棗，轉小火燉 1 個小時，加入枸杞，加鹽調味，繼續煮約 3 分鐘即可。

功效：當歸和黨參都是補血補氣的食材，紅棗還能補脾胃，和雞一起燉食能夠迅速補充人體血氣，益脾養胃、滋陰養顏，有助於調理女性月經不調、痛經等症，也有助於男性補中益氣、固本培元。

當歸粥

當歸 10 克，洗淨；黃耆 30 克，洗淨，切片；粳米 100 克；紅糖適量。將當歸與黃耆片共煎汁，除去渣滓，再和粳米一同放入砂鍋內。加入適量清水熬煮成粥，加紅糖調味即可。

功效：當歸搭配黃耆能補中益氣，此粥溫熱服用有益氣補血、活血止痛、潤腸通便的功效。適用於血虛腸燥便秘者。

當歸煮雞蛋

當歸 9 克，洗淨；雞蛋 3 個。雞蛋煮熟後用冷水過一下，去殼，然後用牙籤刺十幾個小孔。將當歸放入鍋中，加 3 碗水，放入雞蛋，大火燒開後用小火燉，煮湯至 1 碗即可。

功效：當歸和雞蛋同煮有補血活血、潤燥的作用，有助於調節人體免疫功能，抗動脈硬化，還有護膚美容的作用。

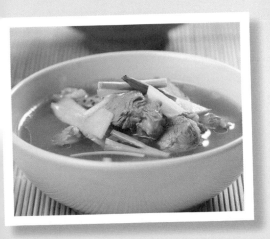

當歸生薑羊肉湯

當歸 10 克，洗淨；羊瘦肉 150 克，洗淨，切塊，焯去血水；薑片、蔥段、鹽各適量。油鍋燒至七成熟，放入薑片爆香，放入羊瘦肉塊、當歸翻炒均勻，倒入適量清水，大火燒開後轉小火煮至羊肉熟爛，倒入蔥段，最後加鹽調味即可。

功效：此湯有補氣養血、溫中暖腎、活血化瘀的功效，適用於女性月經量過少、痛經、產後氣血虛弱等症。同時，此湯還可以治療女性產後血虛乳少、惡露不止等症狀。

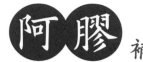 **補血養血**

阿膠是驢皮煎煮濃縮後的固體動物膠，是傳統的滋補聖品。現代醫學研究認為，阿膠有利於加快血紅素和紅血素的增長速度，具有良好的補血作用，可藥食兩用。

選購	挑選外表呈棕褐色或黑褐色，平整有光澤的	儲存	乾燥、通風處密封保存
成分	多種胺基酸、骨膠原、鐵、鋅、鈣等	烹飪	新製成的阿膠帶有火毒，因此不宜立即服用
性味歸經	性溫，味甘、苦。歸肺、肝、腎經	產地	主產於中國山東

大補氣血

補血止血—阿膠有良好的補血和止血功效，可用於治療血虛所致的頭暈、目眩、心悸、失眠、健忘、臉色萎黃、肢體乏力等症。

功效延伸

益肺氣—阿膠有下氣、溫肺、安肺潤肺的作用。可用於輔助治療哮喘、久咳、小兒肺虛、氣粗喘促等症。

滋陰潤燥—阿膠歸肺經，肺主氣，可止咳、治喘，用於陰虛所致的午後低熱、咽乾口燥、咳嗽少痰、痰中帶血絲等症。

堅筋骨—據《本草綱目拾遺》記載，阿膠有治內傷腰痛、強力生筋、添精固腎的功效。阿膠和血滋陰，因而可補精氣、堅筋骨。

不補反傷身

❌ 服用完阿膠喝濃茶。會影響阿膠的補血功效。

❌ 阿膠與大黃同食。大黃涼血、祛瘀、瀉火，與阿膠補血止血的功效相反，兩者同食不利於身體健康。

❌ 脾胃虛弱、消化不良者食用。

氣血雙補搭檔

★**阿膠+紅棗**
阿膠可以和血補血；紅棗可以補中益氣、養血生津。二者同食可補血活血。

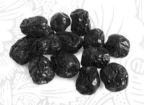

★**阿膠+雞蛋**
雞蛋養心安神、補血滋養，與阿膠搭配具有補血、安胎的功效，非常適合孕婦食用（遵醫囑）。

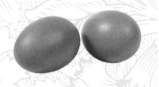

★**阿膠+瘦肉**
二者搭配可以補血活血、滋陰潤燥，適合氣虛體弱、貧血者。

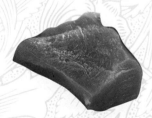

阿膠桂圓紅棗粥

阿膠 10 克，搗碎；紅棗 10 個，洗淨，去核；桂圓肉 20 克，去雜質，洗淨；粳米 100 克，洗淨。鍋內加 2000 毫升清水，放入紅棗、桂圓肉，用中火煮至水剩餘 1/3。加入粳米，大火煮沸後改小火慢慢熬煮成粥，倒入阿膠，攪拌至完全溶化即可。

功效：桂圓益心脾、補氣血，具有良好的滋養補益作用；紅棗有很好的補血功效。阿膠桂圓紅棗粥有很好的溫補作用，適用於心脾虛損、氣血不足等症。

阿膠牛奶飲

阿膠 15 克，搗碎；牛奶 250 毫升，煮沸。將阿膠放入鍋內，加適量清水，用小火烊化，兌入煮沸的牛奶即可。

功效：阿膠牛奶飲具有健腦養血、滋陰補鈣的功效，對缺鐵性貧血、白血球減少、骨質疏鬆症者尤為適宜，常飲可增強記憶力，延緩大腦老化，防治大腦反應遲鈍。

阿膠瘦肉湯

阿膠 10 克，搗碎；豬瘦肉 100 克，洗淨，切塊；鹽適量。鍋內加適量清水，大火煮沸後放入肉塊，燒煮片刻，撈起。將肉塊放入砂鍋內，用小火燉熟後，放入阿膠烊化，最後加鹽調味即可。

功效：阿膠能夠促進骨髓造血，明顯提高紅血球和血紅素增長速度，對缺鐵性貧血和失血性貧血有顯著療效。阿膠瘦肉湯能促進鈣的吸收，促進人體生長發育。

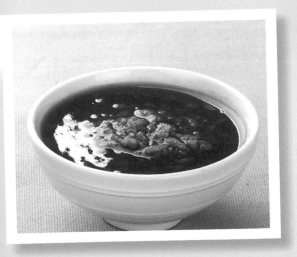

阿膠粥

阿膠 15 克，搗碎；粳米 100 克，洗淨。粳米放入砂鍋中，加適量清水，大火燒開後轉小火熬煮。粳米即將熟爛時加入阿膠，攪拌至完全溶化即可。

功效：阿膠粥能養血止血、養陰潤肺。同時阿膠富含鈣、鐵、鋅、錳等微量元素，加粳米煮粥可以促進骨骼發育，預防骨質疏鬆。

氣血雙補搭檔

★人參 + 雞肉
二者搭配有大補元氣、活血調經、補脾益肺、生津止渴、增強免疫力的功效。

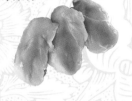

★人參 + 蓮子
二者同食可通調全身氣血，適用於病後體虛、氣弱、疲倦自汗的人群，對於精神、體力較差者還有增強體力的作用。

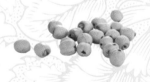

★人參 + 紅棗
人參補氣，紅棗補血，二者搭配可氣血雙補，有補脾益肺、生津止渴、安神的功效。

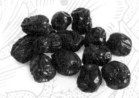

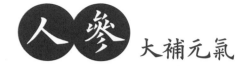 大補元氣

人參被人們稱為「百草之王」。中醫認為，人參有補元氣、益脾肺、生津止渴、安心寧神、緩解疲勞的功效。現代醫學研究表明，人參還可以增強免疫力、延緩衰老。

選購	挑選參形完整，根大有光澤的	儲存	陰涼處密封保存
成分	多種胺基酸、人參酸、膽鹼、人參皂苷等	烹飪	人參不宜用鐵鍋烹飪
性味歸經	性溫，味甘。歸脾、肺經	產地	主產於中國吉林及韓國

大補氣血

大補元氣——人參有「補氣第一聖藥」的美譽，能大補元氣、復脈固脫。適用於因大汗、大瀉、大失血或大病、久病所致的元氣虛脫、氣短神疲等症。

功效延伸

補脾益肺——人參為補氣要藥，可用於脾肺氣虛症。能改善氣短喘促、懶言聲微、倦怠乏力、食少便溏等肺氣虛衰症狀。

生津止渴——人參既能補氣，又能生津。適合熱病氣津兩傷、口渴、脈大無力者，用於熱病氣虛、津傷口渴及消渴症。

抗腫瘤——人參含有的多種皂苷及人參揮發油具有抗腫瘤作用，因為人參中的皂苷能使癌細胞轉為非癌細胞，從而起到抗癌的作用。

不補反傷身

❌ 服用人參後吃蘿蔔。人參補氣，蘿蔔下氣（包括紅蘿蔔、白蘿蔔和綠蘿蔔），同食會影響人參的補益效果。

❌ 服用完人參後喝茶。服用人參後，不可立即飲茶，否則容易使人參的作用受損，降低藥效。

❌ 高血壓患者，實證、熱證而正氣不虛者食用。

人參豬肚湯

人參 5 克，浸泡 30 分鐘；豬肚 250 克，洗淨，切絲；核桃仁、蔥段、薑片、醬油、料酒、鹽各適量。將豬肚絲、人參、核桃仁、蔥段、薑片放入砂鍋內，加適量清水，淋入醬油、料酒，大火燒開後轉小火煮至豬肚絲熟爛，加鹽調味即可。

功效：此湯可補益五臟之氣、養心安神，適用於體弱乏力、失眠、形瘦易倦者。

人參烏骨雞湯

人參 15 克，浸泡 30 分鐘；烏骨雞 1 隻，處理乾淨，剁塊；紅棗、薑片、鹽各適量。將人參、烏骨雞塊、紅棗、薑片放入砂鍋內，加適量清水，燉煮至熟，加鹽調味即可。

功效：人參有補益元氣的功效；烏骨雞肉可以溫中益氣、填精補髓。二者同食可以補元氣、養血養顏、生津止渴。

人參粥

人參 3 克，切片；粳米 100 克，淘洗乾淨；冰糖 30 克。將人參片和粳米一同放入砂鍋內，加適量清水，大火燒開後轉小火煮至粥將黏稠，放入冰糖攪拌，繼續熬煮至粥黏稠即可。

功效：粳米有補中益氣之功效，煮粥服食，有助於人參在胃腸的消化吸收，起大補元氣、補益脾肺、生津止渴、安神定志的功效。

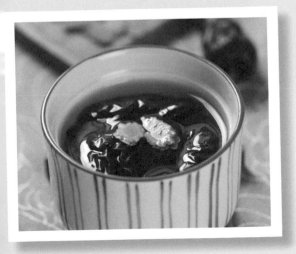

人參紅棗湯

人參 5 克，切成薄片；紅棗 15 個，去核，洗淨。鍋內加適量清水，用大火煮沸，放入人參片、紅棗，煮 2 小時即可。

功效：人參具有大補元氣、生津止渴、調養脾胃的作用，紅棗富含蛋白質和多種維生素，有補血、益脾胃、生津液的功效。人參和紅棗熬煮成湯，是女性產後滋補養生佳品。

蓮子 益腎固精、安心神

《紅樓夢》中描寫的賈府盛宴，均有蓮子製成的菜品。蓮子除作為珍貴的滋補食品外，還是一副妙藥，具有補脾止瀉、益腎澀精、養心安神之功效。

選購	挑選個大飽滿，呈米黃色，有粉性的	儲存	陰涼、乾燥處密封保存
成分	澱粉、棉子糖、蛋白質、維生素 C、維生素 E 等	烹飪	除作為生鮮食用外，還可做成湯、羹等
性味歸經	性平，味甘。歸脾、腎、心經	產地	全國各地

大補氣血

益腎、固精氣—蓮子能益腎固精、補中益氣，善補五臟不足。蓮子有良好的止遺澀精作用，適合男性遺精頻繁或滑精者食用。蓮子中所含的棉子糖，有滋補元氣的功效，對於久病、產後或年老體虛者，更是常用的營養佳品。

功效延伸

寧心安神—蓮子心所含生物鹼具有顯著的強心作用，蓮心鹼則有較強的抗心律不整的作用。經常吃蓮子心還能鎮靜強心，促進睡眠，提高睡眠品質。

清熱降火—蓮子心有助於清熱降火，特別是對心火旺盛的人來說，吃蓮子能有效收斂浮躁的心火，對於上火引起的口舌生瘡也有很好的調理作用。

不補反傷身

❌ 食用變黃發黴的蓮子。

❌ 不分人群食用。陰虛內熱、腸枯血燥引起的大便乾燥者不宜食用蓮子。

❌ 與黃豆同食。蓮子不可與黃豆同食，否則易致腹脹。

氣血雙補搭檔

★蓮子＋銀耳

銀耳益氣清腸、滋陰潤肺。二者搭配有補血補氣、健脾和胃的功效，同時還有助於美容養顏。

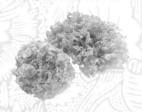

★蓮子＋桂圓

二者搭配有補血安神、健脾和胃的功效，有助於治療腎虛導致的氣血不足、虛損等症。

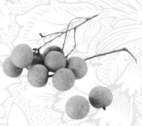

★蓮子＋紅薯

紅薯有通便、降低血脂的作用。二者搭配能補益氣血，適用於大便乾燥、習慣性便秘等症。

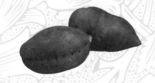

蓮子烏骨雞湯

蓮子 30 克，芡實 50 克，分別用溫水浸泡 30 分鐘；烏骨雞 1 隻，處理乾淨，沸水鍋中汆透，洗淨；高湯、薑片、鹽各適量。將蓮子、芡實、烏骨雞放入砂鍋，加適量高湯和薑片，大火煮沸後改用小火煨煮至雞肉酥爛，加鹽調味即可。

功效：此湯有益氣補血、益腎補脾、養心安神的功效，適用於脾腎不足、腰膝酸軟、面
　　　色萎黃、神疲乏力等症，尤其適合氣血不足的女性食用。

蓮子枸杞粥

蓮子 25 克，粳米 100 克，枸杞 30 克，分別洗淨，用水浸泡 1 小時；冰糖適量。將粳米倒入鍋內，加適量清水用大火煮沸。轉小火繼續熬煮，加入蓮子，待粥將黏稠時加入泡好的枸杞，加入冰糖調味即可。

功效：蓮子有養心益腎、補脾澀腸、提高人體免疫力的功效；枸杞生津益氣、補腎潤肺。
　　　蓮子枸杞粥可補中益氣、補腎養心，有延年益壽之功效。

蓮子桂圓粥

蓮子 15 克，洗淨，去心；桂圓肉 15 克；糯米 30 克，淘洗乾淨；冰糖適量。將蓮子、桂圓肉、糯米一同放入鍋內，加適量清水，大火煮沸後改小火，加入冰糖熬煮成稀粥即可。

功效：蓮子桂圓粥有補血安神、健腦益智、補養心脾的功效，對失眠、心悸、神經衰弱、
　　　記憶力減退、貧血有較好的療效。

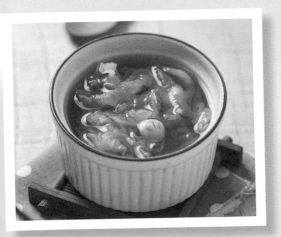

銀耳蓮子羹

蓮子 30 克，洗淨，去心；乾銀耳 10 克，洗淨，泡發，去蒂，撕成小朵；紅棗 8 個，洗淨，去核；冰糖適量。鍋內放入蓮子、銀耳、紅棗，加適量清水，熬煮約 1 小時至食材熟爛後，加入冰糖調味即可。

功效：銀耳有滋陰潤肺、養胃生津、補腦強心的功效，蓮子有益氣補血、健脾和胃的功效。銀耳蓮子羹有較強的補益氣血的功能，同時也是傳統的潤膚美顏佳品。

枸杞 滋陰養血

枸杞又名貢杞、血杞子、紅耳墜等，古人稱之為「仙人草」、「西王母杖」，意為天賜之物。枸杞不僅可日常食用，還是名貴的藥材和進補佳品。

選購	挑選個大子小，肉厚質軟，色紅味甜的	儲存	陰涼、乾燥處防蟲保存
成分	胡蘿蔔素、維生素 B 群、維生素 C、鐵、鈣等	烹飪	枸杞滋補效果好，可泡茶，也可以煲湯、煮粥
性味歸經	性平，味甘。歸肝、腎經	產地	主產在中國寧夏、甘肅、青海

大補氣血

補精益血—枸杞具有滋補肝腎、補精益血的作用，適用於肝腎精血虧虛所致的腰膝酸軟、遺精滑精、鬚髮早白、頭暈目眩、耳聾失明、失眠健忘等症，可輔助治療肝腎陰虛所致的潮熱盜汗、五心煩熱。

功效延伸

養眼明目—枸杞富含胡蘿蔔素、維生素 A、維生素 B1、維生素 B2、維生素 C 和鈣、鐵等眼睛保健的必需營養元素，俗稱「明眼子」。

抗疲勞—枸杞能顯著增加人體肌醣原、肝醣原的貯備量，提高人體活力，因此說枸杞有著抗疲勞的功效，有助於延緩衰老、延年益壽。

抗癌保肝—枸杞能防止動脈硬化，有保護肝臟的功效。

不補反傷身

❌ 食用變質枸杞。如枸杞略帶酒味，說明已變質，不宜食用。

❌ 與綠茶同食。綠茶富含的單寧酸具有收斂吸附作用，會吸附枸杞中的微量元素，應避免同食。

❌ 感冒發熱、身體有炎症、腹瀉的人食用。

氣血雙補搭檔

★枸杞＋百合
枸杞滋陰養血，百合寧心安神，二者搭配可補益氣血，也能抗疲勞。

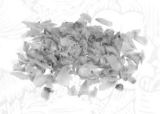

★枸杞＋葡萄
枸杞富含碳水化合物、維生素 B 群；葡萄含有維生素 C 和鐵質，兩者搭配是補血良品。

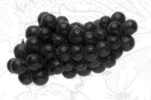

★枸杞＋菊花
二者搭配有補益氣血、健脾益氣、養肝的功效。

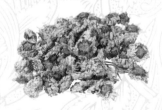

枸杞山藥羊肉湯

枸杞 15 克，洗淨；羊肉 500 克，洗淨，切塊，焯去血水；山藥 150 克，去皮，洗淨，切片；蔥花、料酒、鹽各適量。將枸杞、羊肉塊、蔥花、料酒一起放入鍋中，加適量清水大火燒開。放入山藥，小火煨至羊肉塊熟爛，加鹽調味即可。

功效：枸杞能養血、滋補肝腎、益精明目和增強人體免疫力。此湯可益氣補虛、補腎壯陽、促進血液循環、增強禦寒能力。

枸杞百合糯米粥

枸杞、百合各 30 克，分別洗淨；糯米 50 克，洗淨，浸泡 3 小時。將枸杞、百合、糯米放入鍋內，加適量清水，大火煮沸後改小火熬煮至熟即可。

功效：糯米補脾氣、益胃氣、止虛汗；百合安神養血；枸杞具有降血壓、血脂和血糖的作用。枸杞百合糯米粥補益氣血，還適合陰陽兩虛型糖尿病患者食用。

枸杞南瓜飯

枸杞 30 克，洗淨；天花粉 15 克，洗淨，曬乾，研成細末；粳米 60 克，洗淨；青嫩南瓜 250 克，洗淨，去皮，切塊；蔥花適量。將粳米、枸杞、南瓜塊、天花粉細末同放入電鍋內，加適量開水，攪拌均勻，煲熟撒上蔥花即成。

功效：枸杞、南瓜均屬於補腎氣素食，枸杞南瓜飯具有滋陰養血、清熱生津、降低血糖的功效，主治各類型糖尿病。

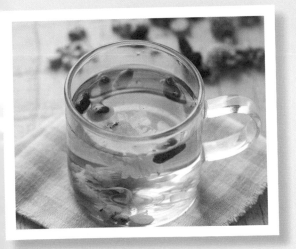

枸杞菊花茶

枸杞 20 克，洗淨；乾菊花 15 克；冰糖少許。將枸杞、乾菊花放入杯中，倒入沸水沖泡，蓋上杯蓋悶 5 分鐘，加入冰糖即可。

功效：枸杞含豐富的維生素 A，能養陰補血、益精明目；菊花清涼明目，經常飲用枸杞菊花茶可以補血養肝，對眼睛疲勞、視力模糊有很好的療效，適合長期用眼者飲用。

氣血雙補搭檔

★黨參+粳米
二者搭配可以益氣健脾，提高記憶力。

★黨參+紅棗
紅棗有補氣、健脾、安神養心的作用。二者搭配能補益氣血，適合氣血雙虛的人。

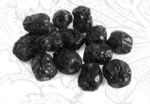

★黨參+黃耆
二者搭配補虛益氣，適合產後氣血不足，並伴隨出汗的女性。

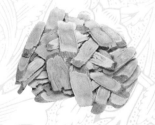

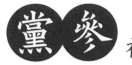 補氣養血

黨參是常用的傳統補益藥，具有氣血雙補、補中益氣、健脾益肺的功效。現代醫學研究認為，黨參具有增強免疫力、擴張血管、降壓、改善微循環、增強造血功能等作用。

選購	挑選條大粗壯，橫紋多，皮鬆肉緊的	儲存	陰涼、乾燥處存放
成分	多種胺基酸、酚類、固醇、維生素等	烹飪	黨參泡茶、煮粥、熬湯皆可
性味歸經	性平，味甘。歸脾、肺經	產地	主產於中國山西、陝西、甘肅、四川、雲南等地

大補氣血

氣血雙補—黨參的一大特點是在補氣的同時能兼補血。適合氣血兩虛引起的氣短心悸、疲倦乏力、面色蒼白、頭昏眼花等症，尤其能改善缺鐵性及營養不良性貧血。

功效延伸

增強造血功能—黨參可以增加紅血球數量，增加血紅素，從而增強機體的造血功能。

降血壓—黨參有助於擴張周圍血管而降低血壓，又具有抑制腎上腺素的升壓作用，黨參也有一定的調節血糖的作用。

調節腸胃功能—黨參能有效調節腸胃運動，提高腸胃的工作效率，改善腸胃功能障礙，抑制胃酸分泌，有助於防止胃潰瘍。

不補反傷身

❌ 與蘿蔔同食。服用黨參時不宜吃蘿蔔，否則會降低黨參的補益功效。

❌ 外感風寒、暑熱者食用黨參。

❌ 氣滯、怒火盛者食用黨參。

黨參紅棗牛肉湯

牛肉 250 克，洗淨，切片；黨參 15 克，洗淨；紅棗 10 個，洗淨，去核；薑片、鹽各適量。將牛肉片、黨參、紅棗、薑片放入鍋內，加適量清水，大火燒沸，改中火煲 1 個小時，最後加鹽調味即可。

功效：牛肉補虛益氣、強身健體；黨參補中益氣、健脾胃。牛肉加紅棗熬湯有補氣補血、寧心安神的功效。

黨參黃耆燉雞湯

雞 1 隻，處理乾淨，焯去血水，洗淨；黨參、黃耆各 10 克，分別洗淨，切段；紅棗 10 個；鹽、薑片、料酒各適量。把雞放入鍋內，加適量清水，放入黨參段、黃耆段、紅棗，加鹽、薑片、料酒，煮至雞肉熟爛入味即可。

功效：此湯有補氣益血、健脾益胃、提高人體免疫力、強壯身體、延年益壽等功效，尤其適合氣血兩虧、脾胃失調者食用。

黨參粥

黨參 15 克，洗淨；粳米 50 克，洗淨，浸泡 30 分鐘；冰糖適量。鍋內加適量清水，放入黨參、粳米一同熬煮，至粥將稠時放入冰糖煮至溶化即可。

功效：黨參有補中益氣、健脾益肺的功效。黨參和粳米熬煮成粥，可以補胃氣、增強免疫力、抗疲勞，適用於體虛氣弱、乏力倦怠、食欲不振等症。

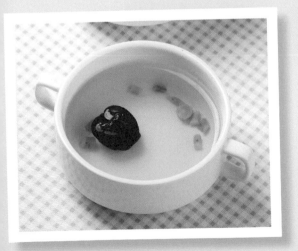

黨參紅棗茶

黨參 20 克；綠茶 3 克；紅棗 8 個，洗淨，去核，切片。將黨參和綠茶用溫水過濾，加紅棗片一同放入鍋中。倒入適量清水，大火燒沸，小火煮約 10 分鐘即可。

功效：黨參紅棗茶具有補中益氣、健脾益肺的功效，適用於營養不良性貧血，對治療氣血雙虧症狀也很有益處。

白芍

養血柔肝、調經止痛

白芍也稱白花芍藥,其花曬乾後可作花茶飲用,其根可入藥。《神農本草經》記載,白芍可「止痛,利小便,益氣」。其實,白芍還有養血作用,對於女性補血養顏有很好的效果。

選購	挑選皮光質堅,根粗,無白心或裂隙的	儲存	陰涼、乾燥處存放
成分	芍藥苷、苯甲酸、揮發油、樹脂、單寧等	烹飪	白芍炒後擅於養血和肝,酒炒則養血活血
性味歸經	性微寒,味苦、酸。歸肝、脾經	產地	主產於中國湖南、廣西、貴州、雲南、四川和西藏

大補氣血

補血調經—白芍具有補氣益血、滋養調理血氣的功效,有助於治療女性月經不調、月經量增加、血崩等症狀,被稱為「女科之花」。

功效延伸

疏肝理氣—白芍能保肝護肝,平復肝部虛火,輔助治療肝臟損害和肝區疼痛。

解痙止痛—白芍的主要有效成分為芍藥苷,具有解痙、止痛、降血壓等功效,可輔助治療胸腹脅肋疼痛、女性行經腹痛、自汗易汗盜汗、腓腸肌痙攣、四肢拘攣疼痛等病症。

美容護膚—白芍有養血、抗氧化的作用,可以改善皮膚粗糙、面色萎黃、色素沈澱,使肌膚白潤、有光澤。

不補反傷身

❌ 與赤芍混淆。赤芍偏於化瘀活血;白芍偏於補血養陰,二者功效各有側重,不可混淆。

❌ 急性腹痛泄瀉者、小兒出麻疹期間食用白芍。

❌ 與藜蘆同食。白藥與藜蘆藥性相衝,不宜同食。

氣血雙補搭檔

★白芍＋枸杞

白芍柔肝養陰,枸杞益氣補血、滋補肝腎,二者同食有滋陰養血的功效,尤其適用於更年期症候群。

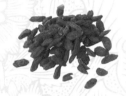

★白芍＋紅糖

二者搭配有養血調經、解痙鎮痛的功效,適合女性痛經時食用。

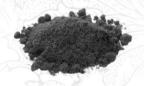

★白芍＋甘草

二者搭配有益氣補血、潤腸通便的功效,適用於陰血虧損所致的腸燥便秘等症,適合年老體弱、氣血不足者。

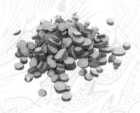

白芍麥棗粥

白芍 15 克，小麥 20 克，分別洗淨；紅棗 10 個，去核，洗淨；糯米 100 克，洗淨，用清水浸泡 1 小時，撈出，瀝乾水分；蜂蜜 15 克。將白芍、小麥裝入紗布袋內，紮緊袋口，放入鍋內，加適量清水煮沸，改小火煎煮 30 分鐘。拿出藥袋，把糯米、紅棗一起放入鍋內，用大火煮沸，改小火煮至糯米軟爛，加蜂蜜攪拌均勻即可。

功效：糯米補中益氣、健脾養胃；小麥養心益腎、除熱止渴；紅棗補血。三者搭配有補血養腎、健脾益胃的功效，尤其適合病後體虛、心血管疾病患者食用。

白芍薑糖茶

白芍 10 克；乾薑 3 克；紅糖適量。將白芍、乾薑、紅糖放入杯中，沖入沸水，蓋上蓋子悶泡 15 分鐘即可。

功效：紅糖具有益氣補血、健脾暖胃、緩中止痛、活血化瘀的作用。白芍薑糖茶能活血、祛瘀止痛、驅寒暖身，尤其適合生理期女性飲用。

白芍燉乳鴿

白芍、枸杞各 10 克；乳鴿 1 隻，處理乾淨，斬塊，汆去血水；薑片、鹽各適量。鍋內加適量清水，放入白芍、枸杞、乳鴿塊、薑片，大火燒開後轉小火燉 40 分鐘，至鴿肉熟爛，加鹽調味即可。

功效：益氣滋腎、調理血氣，適用於肝陽亢盛引起的頭暈、眩暈，陰血不足引起的月經不調、崩漏帶下，也可輔助治療營養不良、表虛自汗等症。

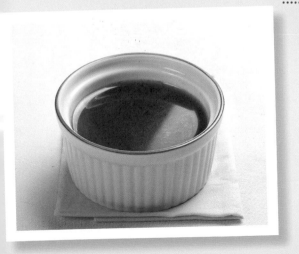

白芍當歸茶

白芍 15 克；當歸 10 克。將白芍、當歸一起放入杯中，沖入沸水，蓋上蓋子悶泡 15 分鐘即可。

功效：當歸可補血養血、調經止痛；白芍能補血柔肝、平肝止痛。此茶可補血活血、養血護肝，可以輔助治療月經不調，同時改善貧血症狀。

氣血雙補搭檔

★何首烏＋紅棗
二者搭配有補益氣血、
健脾益氣、養肝的功效。

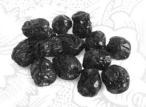

★何首烏＋黑豆
二者搭配可補益精血、
活血祛風，尤其適合脫
髮、白髮、少白頭患者。

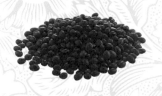

★何首烏＋丹參
二者搭配可滋陰補氣、
補益精血，適用於動脈
粥狀硬化、高血壓等症。

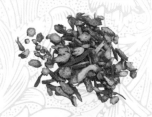

何首烏 養血益肝

何首烏有補肝腎、益精血、強筋骨等功效，適用於血虛引起的
頭暈目眩、面色萎黃、腰膝酸軟等症。生何首烏能解毒、潤腸
通便、消癭；製何首烏能補益精血、烏鬚髮、強筋骨、補肝腎。

選購	挑選表面有溝紋，切面呈黃棕或紅棕色的	儲存	乾燥、通風處密封保存
成分	大黃素、大黃素甲醚、大黃酚、大黃酸等	烹飪	煎煮何首烏時不宜用鐵鍋或鋁鍋
性味歸經	性溫，味甘、苦。歸肝、腎經	產地	主產於中國河南、湖北、廣西、廣東、貴州等地

大補氣血

補益精血—《本草綱目》中說何首烏能「養血益肝，固精益
腎」「為滋補良藥」。尤其適合病後體虛、血虛萎黃者服用。

功效延伸

防治心腦血管疾病—何首烏中的蒽醌類化合物，具有降低膽
固醇、降血糖、調節血脂、提高免疫力等作用，對心腦血管
疾病有一定的防治效果。

烏髮—製何首烏具有滋補腎陰、養肝的作用，所以對於肝腎
精血不足引起的鬚髮早白有一定的治療效果。

健腦益智、防早衰—何首烏能夠促進血球的生長和發育，有
顯著的抗衰老作用。中年人經常食用何首烏，可防止早衰。
何首烏還有健腦益智的作用。

不補反傷身

❌ 何首烏與蘿蔔同食。降低何首烏的藥效，易致腹瀉。

❌ 何首烏與動物血一起食用。

❌ 大便溏泄、有濕痰者食用。

山楂首烏槐花湯

山楂 15 克，生何首烏、黑槐各 10 克，分別洗淨。將山楂、生何首烏、黑槐放入鍋中，加水煎煮取汁；每日 1 劑，分早、中、晚 3 次服用。

功效：山楂能促進脂肪類的食物消化，同時有顯著的擴張血管及降血壓的作用。山楂首烏槐花湯有助於和血通脈、滋補肝腎、降脂減肥，適用於肝腎陰虛型高血脂症患者。

何首烏地黃當歸酒

製何首烏、熟地黃各 25 克，當歸 15 克，分別洗淨；白酒 1000 毫升。將製何首烏、熟地黃、當歸浸於白酒中，密封，浸泡 10~15 日即可。

功效：此酒補肝腎、益精血，主治精血不足所致的鬚髮早白、腰酸腿軟、遺精消渴、牙齒鬆動、筋骨無力、倦懶食少等症。

何首烏丹參飲

何首烏、丹參各 15 克，分別洗淨；白糖適量。將何首烏、丹參放入砂鍋內，倒入適量清水，煎沸 15 分鐘，將湯汁倒入茶杯，加入白糖調勻即可。

功效：此飲可活血祛瘀、滋補肝腎，能增強人體的免疫功能，有延年益壽之功效。

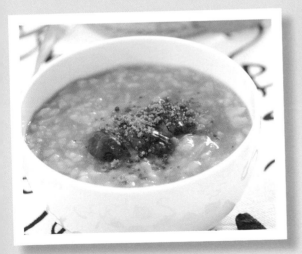

何首烏紅棗粥

製何首烏粉 25 克；紅棗 5 個，洗淨，去核；粳米 50 克，洗淨；紅糖 15 克。將粳米、紅棗一同放入砂鍋內，加適量清水，用大火燒開後轉用小火熬粥。待粥半熟時加入製何首烏粉，邊煮邊攪拌均勻，至粥黏稠時加紅糖即可。

功效：此粥補氣養血，主治氣血虧虛所致的倦怠乏力、頭暈目眩、失眠健忘、面色少華，肝腎精血虧虛所致的眩暈耳鳴、鬚髮早白等。

氣血雙補搭檔

★茯苓 + 粳米

二者搭配可補脾胃之氣，適合腹脹、大便溏泄、氣虛乏力者。

★茯苓 + 麥冬

二者搭配能健脾益氣、補血養陰、寧心安神，適用於驚悸、失眠等症。

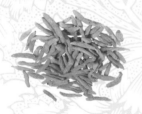

★茯苓 + 黃耆

二者在一起服用可氣血雙補、補益脾胃之氣。適合高血壓氣虛濕阻型患者食用。

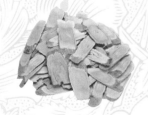

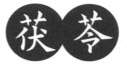

茯苓　健脾益氣

茯苓，俗稱雲苓、松苓、茯靈，古人稱之為「四時神藥」，因為它的功效非常廣泛，不分四季都能發揮其獨特作用，對女性和老年人滋補效果很佳。有健脾益胃、寧心安神等功效。

選購	挑選斷面呈白色，細膩，堅實的	儲存	乾燥、通風處保存
成分	甲殼質、蛋白質、固醇、卵磷脂、葡萄糖等	烹飪	蒸製饅頭一類麵食時，可在麵粉中加入茯苓粉
性味歸經	性平，味甘。歸心、脾、肺經	產地	主產於中國安徽、湖北、河南、雲南

大補氣血

補氣血、益脾胃—茯苓具有益氣補血、健脾益胃、寧心安神等功效，適用於體質偏寒偏虛者，可輔助治療小便不利、脾虛食少、大便泄瀉、腎炎水腫等症。

功效延伸

提高免疫力—茯苓含有增強人體免疫功能的多醣類物質，常食能提高人體免疫力，起到防病、延緩衰老的作用。

降血糖—茯苓可使平滑肌收縮振幅減少，張力下降。茯苓能影響體內代謝，對電解質的平衡有調解作用，並能降低血糖，抑制毛細血管的通透性。

養心安神—常食茯苓能寧心安神，適用於心悸、失眠、健忘、多夢等症。

不補反傷身

❌ 津液不足、口乾咽燥、虛寒滑精者食用茯苓。
❌ 茯苓與酸性、辣性食物同食。
❌ 服用茯苓時飲酒。

茯苓冬瓜鴨湯

茯苓 15 克，洗淨；冬瓜 200 克，去皮去籽，切片；鴨邊腿 1 隻，切塊，焯去血水；薑片、鹽各適量。薑片用油烹香，撈出，放入鴨塊煸出香味。將茯苓、薑片、鴨塊一同放入鍋內，加適量清水。大火燒開後轉小火煮 30 分鐘。放入冬瓜片繼續煮約 10 分鐘至鴨肉熟爛，加鹽調味即可。

功效：冬瓜可以清熱生津，消腫而不傷正氣。鴨肉補血滋陰，有很好的養生功效。二者與茯苓同煮成湯可補血益氣、利尿消腫。

茯苓鯉魚湯

茯苓片 10 克，洗淨；鯉魚 1 條，去鱗、鰓和內臟，洗淨；蔥段、薑片、鹽各適量。將茯苓片納入魚腹中，用牙籤紮一下，放入砂鍋中，加適量清水，再放入蔥段、薑片、鹽，大火煮沸後改小火煨煮至鯉魚熟爛即可。

功效：此湯健脾益氣，對伴有水腫、少尿、低蛋白血症者尤為適宜。家中有急、慢性腎炎及腎病症候群者可經常食用。

茯苓麥冬粥

茯苓、麥冬各 15 克，分別洗淨；小米 100 克，洗淨。小米入鍋，加適量清水，大火煮沸轉小火熬煮。茯苓、麥冬水煎取濃汁。待粥半熟時倒入濃汁，繼續煮熟即可。

功效：茯苓益氣安神，麥冬養陰清心，小米除煩熱。三者熬粥，可用於心陰不足、心胸煩熱、驚悸失眠、口乾舌燥等症。

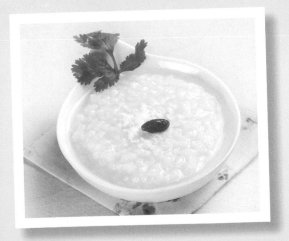

茯苓粥

茯苓粉 15 克；粳米 100 克，洗淨；鹽適量。將粳米倒入鍋內，加入茯苓粉和適量清水，大火燒開後轉小火熬煮成粥，最後加鹽調味即可。

功效：茯苓煮粥能補虛益氣、健脾養胃、利水消腫，有助於改善氣虛所致的脾胃功能不足、倦怠無力等症狀。

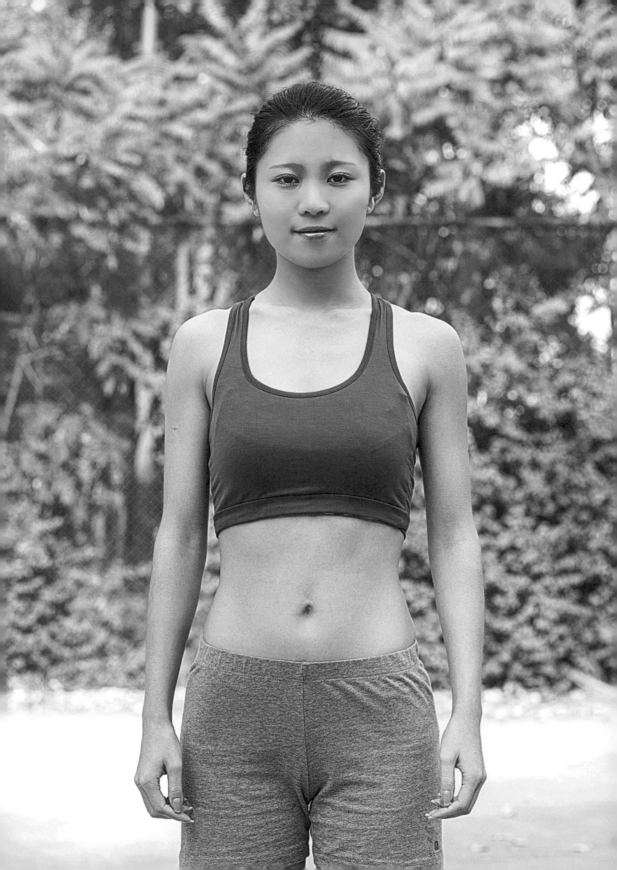

伍

巧用自身大藥，讓氣血一路通暢

8 大補氣血要穴

氣海　補元氣第一要穴

補氣血功效

　　氣海，又名丹田，是任脈上的補虛要穴，也是補元氣的第一要穴。中國傳統養生理論認為，經常以食指指腹按摩氣海穴至溫熱，能使臟腑皆潤，百體皆溫，益腎固精，固本培元，改善體弱多病、元氣衰弱等症狀。主治月經不調、消化不良等症。

簡單取穴

　　取穴時可採取仰臥的姿勢。氣海位於人體下腹部，正中線上，肚臍正下方 2 橫指（食指和中指）處。

補氣血按法

　　先用右手掌心緊貼氣海，按順時針方向分小圈、中圈、大圈按摩 100~200 次，再以左手掌心，按逆時針方向按摩 100~200 次，動作要輕柔緩慢，按摩至有溫熱感，感覺到體內的氣血通暢，身體輕鬆。

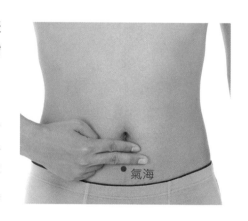

氣海

關元　男人腎氣不虧第一穴

補氣血功效

　　關元是男科保健的首要穴位。關元關藏全身元氣所在，刺激關元可以使腎氣充盈，補充陽氣，經常按摩此穴能強腎固本，調氣回陽，對人體健康長壽有重要意義。主治陽痿、早洩、月經不調、不孕不育、痛經、虛胖水腫等症。

簡單取穴

　　取穴時可採取仰臥的姿勢。關元在下腹部，正中線上，肚臍正下方四橫指（即除拇指外四指併攏的寬度）處。

補氣血按法

　　按摩前先將手掌搓熱，將雙手交叉重疊放在關元上，稍稍用力，然後交叉的雙手快速地、小幅度地上下推動。

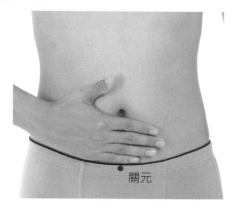

關元

湧泉　活躍腎氣、滋養臟腑

補氣血功效

　　湧泉是腎經的起始穴位，在人體養生、防病、治病、保健等各個方面都有重要作用。經常按摩湧泉可以補腎填精、益髓壯骨、強身健體、延年益壽。主治腎虛引起的失眠健忘、頭暈眼花、煩躁不安、耳鳴耳聾以及婦科疾病、男科疾病。

簡單取穴

　　卷足，足底前 1/3 處可見一凹陷處，按壓有酸痛感處即是。

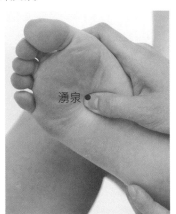

補氣血按法

　　按摩湧泉時，先用熱水洗腳，擦乾後，用拇指或中指螺紋面在湧泉上揉動，以局部有酸脹感為宜，可以提高睡眠品質。

血海　氣血不足找血海

補氣血功效

　　血海就是指脾經所生之血的聚集之處。血海與血有著密切的關係，有化血為氣、運化脾血、活血化瘀、引血歸經的功能，是足太陰脾經上的重要穴位，也是治療血症的要穴。經常按摩血海，對治療女性痛經、月經不調及膝關節疼痛、貧血、皮膚瘙癢等症有良好的效果。

簡單取穴

　　屈膝 90°，手掌伏於膝蓋上，拇指與其他四指呈 45°，拇指指尖處即是。

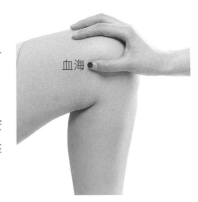

補氣血按法

　　取坐位，將雙手拇指指腹分別放在兩側血海上，按揉 3 分鐘，力量不宜太大，以局部酸脹為佳，要以輕柔為原則。

三陰交　女人美麗一生的要穴

補氣血功效

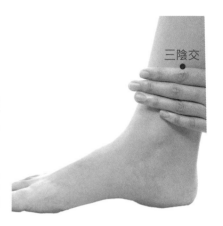

　　三陰交是肝經、脾經、腎經的交匯處，脾生血、肝藏血、腎藏精，按摩此穴可肝腎精血同補，有補益氣血、舒經活絡、活血化瘀的功效。此穴對於婦科病症尤其有療效，女性常揉三陰交有助於治療月經不調、痛經、白帶異常、子宮下垂、血虛失眠、更年期症候群等，因此三陰交常被稱為「婦科足三里」。

簡單取穴

　　取坐姿，併攏四指（除拇指外四指併攏的寬度），小指的下緣緊貼內踝尖上，食指上緣所在水平線與脛骨後緣交點處即是。

補氣血按法

　　用拇指或中指指端按壓對側三陰交，一壓一放為 1 次；或先順時針方向、再逆時針方向揉三陰交，持續 5~10 分鐘。

足三里　益氣養血長壽穴

補氣血功效

　　足三里又名足三理，意思是可以經此穴對身體進行理上、理下、理中各種調理，是歷代保健養生學者力推的保健強穴，主要可以補氣養血、調補脾胃、通經活絡，促進氣血生化循環。主治胃痛、腹瀉、便秘、十二指腸潰瘍、肥胖、消瘦等症。虛實二證皆可應用。

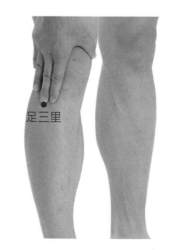

簡單取穴

　　站立彎腰，張開手掌放在同側的膝蓋上，保持虎口圍住膝蓋髕骨的外側，其餘四指自然向下，中指指尖處即是。

補氣血按法

　　每天用大拇指或中指按壓足三里，兩側同時按壓，每次 5~10 分鐘，每分鐘按壓 15~20 次，力度以產生像針刺一樣的酸脹、發熱感為佳。

膻中　益肺氣第一穴

補氣血功效

膻中有「上氣海」之稱，《黃帝內經》也認為「氣會膻中」，是說膻中能調一身之氣，具有寬胸理氣、活血通絡、清肺止喘、舒暢心胸等功能。女性常按此穴，不僅能豐胸美容，還能防治乳腺炎、乳腺增生等症。

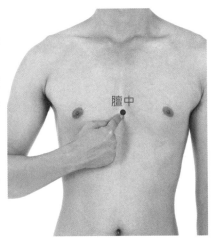

膻中

簡單取穴

取穴時可採用正坐或仰臥的姿勢，膻中就位於兩乳頭連線的中點處。

補氣血按法

用拇指或食指指腹按摩，每次按摩 3~5 分鐘，每天按摩 3~5 遍，力度以稍有疼痛感為佳。體質好的人按摩時，可加大力度；體質不好的人按摩時動作要輕柔些。

百會　「諸陽之會」

補氣血功效

中醫認為，頭乃精明之府、百脈之宗，人體的十二經脈都聚會在此，為「諸陽之會」，而百會位於頭頂部正中央，是頭部保健的重要大穴。常按百會能補中益氣、升陽舉陷、健腦醒神，有助於治療頭暈目眩、焦躁煩悶、高血壓、低血壓等症，對於調節人體的陰陽平衡起著十分重要的作用。

百會

簡單取穴

取穴時可採用正坐或俯伏的姿勢，手摸至兩耳尖連線與頭正中線的相交處，按壓有凹陷處即是。

補氣血按法

以拇指指腹按摩，每次按順時針方向和逆時針方向各按摩 50 圈，每日 2~3 次，力度要適中。堅持 20 天左右即可見效。

適量運動使氣血通暢調達

生命在於運動，氣血在於暢通

現代社會，上班族愈來愈多，由於工作性質，他們常常一坐就是一天。我們常說，「久坐傷腎」，是因為久坐不動會壓迫位於臀部和大腿部的膀胱經，造成膀胱經氣血運行不暢，導致膀胱功能失常，從而影響與膀胱經相表裡的腎經，引發腎功能異常。腎藏精，腎氣不足或瘀堵，慢慢就會導致氣血兩虛或氣血阻滯。

動則生陽

《黃帝內經》上說「動則生陽」，運動時能助養陽氣，而陽氣能促進氣血循環，可以使一些阻塞的經絡暢通，因而運動時氣血能得到充分的運行。氣血暢通，人才能健康長壽。

在運動時間的選擇上，按照動則升陽、靜則生陰的原理，上午和春夏，陽氣長，陰氣消，中午陽氣最盛，所以陽虛的人應該在上午或中午鍛煉。相反，傍晚和秋冬，陰氣長，陽氣消，那麼，陰虛的人，則應選擇傍晚靜養，效果會更好。

不宜劇烈運動

生命在於運動，但每個人應根據自己的體質狀況來選擇運動方式。

很多人認為劇烈的運動就是最佳的鍛煉方式。這是不正確的。一般來說，隨著年齡的增長，要逐漸減少運動量，特別是中老年人，不宜選擇過於劇烈的運動方式，以免使體內之氣逆轉或洩漏，而使臟腑經絡受損。

現在年輕人流行夜跑，其實這種運動方式並不適合所有人。白天，人體在消耗體力，到了晚上能量已經不足，如果這個時候再跑步，勢必調動體內儲存的陽氣陰血，導致精神持續亢奮，到了晚上睡覺時，會影響睡眠品質。長此以往，反而會影響健康。

因此，運動也需謹慎。應根據個人體質，選擇適合自己的力所能及的活動。

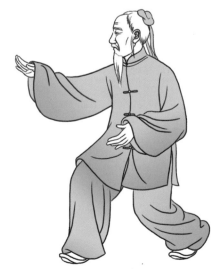

太極拳動作柔和，又能促進氣血運行，尤其適合老年人和體弱者。

早上拍手，補氣養生

《黃帝內經》說：「夫四末陰陽之會者，此氣之大絡也。」是說手是陰陽經脈氣血會合聯絡的重要部位。人手上有很多穴位，拍手可以刺激穴位和經絡，促進氣血的通暢。早上天地間陽氣開始升騰，這時拍手可促進陽氣升發，推動全身氣血的運行。

拍手方法

拍手時，雙手手掌、手指相對，均勻拍擊。開始時輕拍，慢慢加重，力度不夠時難以刺激手掌穴位，而拍得太重則易造成局部紅腫，因此應以雙手能承受的限度為準。拍手最好在吃完飯半小時後進行。

補氣血功效

中醫理論認為，所有疾病都是氣血失調造成的，氣的順暢與否會影響人的生理功能、內外分泌、血液循環系統、呼吸系統等。拍手可以震動陽氣、促進氣血通暢，預防和改善多種慢性病如高血壓、糖尿病等，對預防老年癡呆也很有效。

隨時提肛縮陰升陽氣

我國傳統醫學中所說的「回春術」，就包括提肛縮陰運動這項內容，提肛運動不需要多長時間，但功效卻很顯著。中醫認為肛門、陰道之間為任督二脈交會之處，提肛不僅有益氣、貫通任脈的作用，而且有助腎化精的功能。把肛門、陰竅往上提，腎精就不容易跑了。

提肛縮陰方法

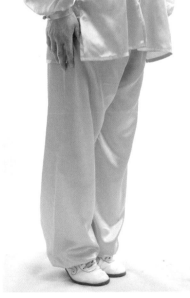

提肛縮陰在坐、站、行中均可進行。具體方法是：全身放鬆，自然呼吸，做時將肛門、陰道連同會陰一起上提，同時吸氣，然後呼氣時放鬆。一提一鬆為1次，反覆進行 30 次左右。痔瘡發炎、腫脹或肛裂發作必須在症狀控制後才能鍛煉。

補氣血功效

提肛縮陰運動是一種很好的養生運動，不但可以增強體質，還對多種疾病有輔助治療的作用，有助於升提陽氣、改善局部血液循環、通經活絡。做提肛縮陰運動可以幫助男性防治陽痿、早洩、尿失禁、痔瘡等，幫助女性縮緊陰道，提高性生活滿意度。

吸氣時收縮肛門和會陰部的肌肉，呼氣時放鬆。

摩腹幾分鐘，調理五臟氣血足

中醫裡講，腹部為「五臟六腑之宮城，陰陽氣血之發源」。唐代名醫孫思邈曾說過：「腹宜常摩，可祛百病。」通過摩腹可以調理五臟，尤其可以達到調節肝、脾、腎三臟功能的作用。

摩腹方法

摩腹一般選擇在夜間入睡前及早晨醒後起床前進行，取仰臥位，左手按在腹部，手心對著肚臍，右手疊放於左手之上，先按順時針方向繞臍揉腹 50 次，再按逆時針方向繞臍揉腹 50 次，按揉時用力要適度。急性外科腹痛症、腹內有惡性腫瘤者不可用此法。

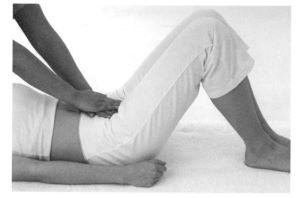

摩腹以仰臥、坦腹，手直接接觸皮膚效果為最佳。

補氣血功效

現代醫學認為，摩腹刺激腹部穴位，能促進血液及淋巴液的循環，改善消化功能，並輔助治療糖尿病、冠心病、高血壓、前列腺炎等疾病。

踮腳小便補腎氣

據說，日本的男性小便池都設計得比較高，這樣就能讓男性在小便的時候有意識地踮腳，從而強腎護腎，達到養生的目的。踮起腳尖，看似一個簡單的小動作，實則蘊含著養生大道理。如果能在一天內做上 5~6 次這樣的踮腳尖運動，常年堅持便能達到很好的強精益腎的作用。

踮腳方法

男性小便時，踮起腳尖，腳趾用力抓地，提肛收腹；女性坐蹲小便時，大腳趾和第二腳趾用力抓地，用力掂一下，抖一抖。

補氣血功效

踮腳運動能強化背部膀胱經、腎經的氣血運動，促進下肢血液循環，活動四肢和脖頸；踮腳小便能補腎益陽、強身助性，輔助治療前列腺疾病。在增強腎臟功能的同時又能保護大腦，緩解用腦過度或突然站立引起的發暈症狀。

四季泡腳：通氣血、消疲勞

《黃帝內經》中說：「腎出於湧泉，湧泉者足心也。」意思是說，腎經之氣猶如源泉之水，來源於足下，湧出灌溉周身四肢各處。現代醫學研究發現，人的雙腳上有著與各臟腑器官對應的反射區，通過熱水泡腳，可以刺激這些反射區，促進血液循環，調整臟腑功能，最終達到養生保健的目的。

俗話說：「春天泡腳，升陽固脫；夏天泡腳，暑濕可祛；秋天泡腳，肺潤腸濡；冬天泡腳，丹田溫灼。」泡腳不局限於時節，一年四季皆可。

泡腳方法

泡腳時最好選用較深的木桶，讓雙腳能舒適地平放進去，水量儘量要沒過小腿，水溫一般在 40℃左右為宜，要隨時添加熱水。水溫過低無法促進血液循環；水溫太高，腳上的血管容易過度擴張，體內血液更多地流向下肢，反而容易引起心、腦、腎等重要器官供血不足，對身體不利。

泡腳時雙腳要時常搓動。泡腳時間不宜過長，以 15~30 分鐘為宜，如果時間過長的話，容易增加心臟負擔。

泡腳後不宜立即入睡，可擦乾雙腳後趁雙腳發熱時按揉腳底。泡腳加按摩腳，養生效果能加倍。

需要注意的是，飯前、飯後 1 小時內不宜泡腳，否則會影響胃部血液的供給，引起消化不良，長期下來會使人營養不良。

補氣血功效

經常堅持熱水泡腳，能促進血液流動，調節內分泌系統，增強人體器官功能。對治療風濕病、脾胃病、失眠、頭痛、感冒等全身性疾病有一定的療效，也可輔助治療截癱、腦外傷、中風、腎病、糖尿病等。

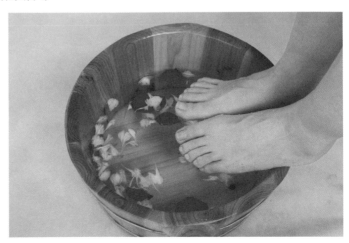

用花瓣泡腳，在通氣血、消疲勞的同時可滋潤足部肌膚。

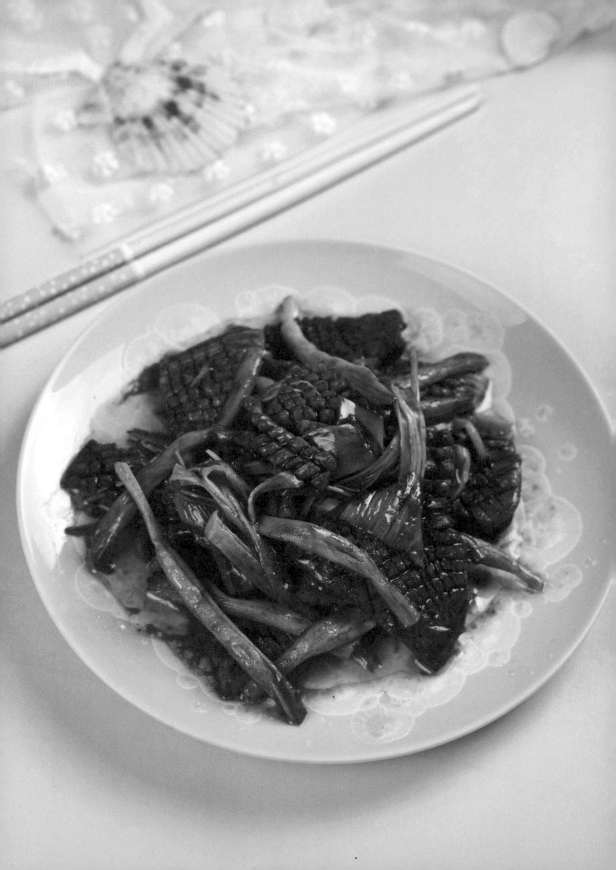

陸

補好氣血，
才能有效預防
中老年人
常見病

糖尿病 從此不再「三多」

糖尿病有「三多一少」（即多飲、多食、多尿和體重減輕）的表現，故多屬中醫「消渴」範疇，其病因複雜，病機特點多概括為「陰虛燥熱」。

辨證治病

早期 燥熱熾盛

多食，口渴多飲，甚則渴飲無度，咽乾舌燥，形體消瘦，小便頻數色黃。大便秘結或乾燥。舌苔薄、黃膩或黃燥，舌質紅或帶芒刺，脈滑數或弦滑

中期 氣陰兩虛

「三多」症狀明顯，倦怠乏力，心慌氣短，頭暈耳鳴，失眠多夢或心悸健忘，自汗盜汗，五心煩熱，形體消瘦，唇紅咽乾，尿頻色黃，大便乾。舌苔薄白或少苔，舌質紅少津，脈沉細或細數

晚期 陰陽兩虛

「三多」症狀遷延日久，形寒肢冷，面色黑而黃，水腫，皮膚毛髮乾枯無華，頭暈乏力，耳鳴耳聾，腰酸腿軟，夜尿頻數，大便稀溏。舌苔薄白，舌質淡胖，脈沉細無力

糖尿病：從脾陰虛到脾氣虛

因脾為太陰，乃三陰（足太陰脾經、足少陰腎經、足厥陰肝經）之長，故傷陰者也可傷及脾陰。隨著病情的發展，脾陰進一步虧虛，會造成脾氣虛。脾是主升清的，脾氣虛，脾運化水液的功能減弱，就會導致清不升、濁不降，部分精微物質隨濁陰之氣下流，導致患者出現多尿、尿有甜味。所以，糖尿病患者需要健脾益氣。

腎主水液，在腎氣的溫煦下，膀胱氣化水液後，將濁物排出，也就是尿液。當腎氣不足的時候，膀胱不足以氣化，因此就一股腦全排出去了，因此小便就增多了。同時，身體排出的多了，自然會感到口渴，於是又會大量喝水，上消、下消互相影響，表現出來的症狀就是多飲、多食、多尿。根據身體部位的不同，這三個特點又叫上消、中消、下消。

糖尿病患者補氣血方

醫師簽名
石晶明

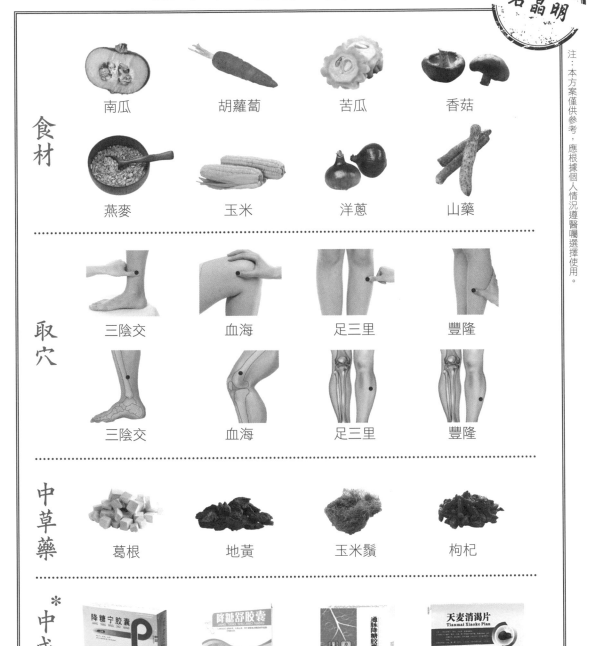

食材

南瓜　胡蘿蔔　苦瓜　香菇

燕麥　玉米　洋蔥　山藥

取穴

三陰交　血海　足三里　豐隆

三陰交　血海　足三里　豐隆

中草藥

葛根　地黃　玉米鬚　枸杞

＊中成藥

降糖寧膠囊　降糖舒膠囊　通脈降糖膠囊　天麥消渴片

注：本方案僅供參考，應根據個人情況遵醫囑選擇使用。

＊ 以上中成藥僅在中國大陸地區流通販售，本繁體中文版為忠實呈現石晶明醫師專業建議，故仍依原書製作並保留該部分資訊，僅供本書讀者參考，讀者若有發現相同或類似品名中成藥，仍須經醫師處方指示使用。

常按三陰交、血海、足三里

1. 用手指指腹依次按摩脾俞、腎俞、足三里、三陰交、陰陵泉，手法要輕柔，每個穴位按摩 3-5 分鐘。此方法適合各個時期的糖尿病患者。
2. 久病的患者，在前面穴位的基礎上，加按血海、膈俞；偏胖的患者，加按豐隆。每個穴位按摩 3-5 分鐘，每天 1 次。

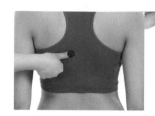

膈俞
在脊柱區，第 7 胸椎棘突下，後正中線旁開 1.5 寸。

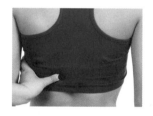

脾俞
在脊柱區，第 11 胸椎棘突下，後正中線旁開 1.5 寸。

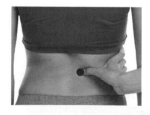

腎俞
在脊柱區，第 2 腰椎棘突下，後正中線旁開 1.5 寸。

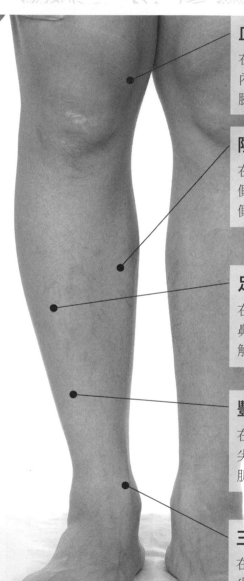

血海
在大腿前區，髕底內側端上 2 寸，大腿內側肌隆起處。

陰陵泉
在小腿內側，脛骨內側髁下緣與脛骨內側緣之間的凹陷中。

足三里
在小腿前外側，犢鼻下 3 寸，犢鼻與解溪連線上。

豐隆
在小腿外側，外踝尖上 8 寸，脛骨前肌的外緣。

三陰交
在小腿內側，內踝尖上 3 寸，脛骨內側緣後際。

3款防治糖尿病的食譜

控制總熱量是糖尿病食療的首要原則，合理安排飲食是重點。糖尿病患者要堅持少食多餐、定時、定量、定餐。此外，糖尿病患者不宜飲酒，也應控制食用油炸食品及動物油脂含量高的食品。蒟蒻、冬瓜、南瓜、玉米鬚、苦瓜等食物可適量食用。

冬瓜葛粉湯

取冬瓜 200 克，去皮、瓤及籽洗淨，切片；葛根粉適量。油鍋燒熱，爆炒薑末，再倒入冬瓜一起爆炒片刻，放入適量鹽，倒入 1 碗水後蓋鍋蓋燒透。在冬瓜湯中加葛根粉，小火熬煮 2~3 分鐘，放入香菜即可。本湯適用於脾虛失運，或伴有水腫的糖尿病患者及耐糖量受損者。

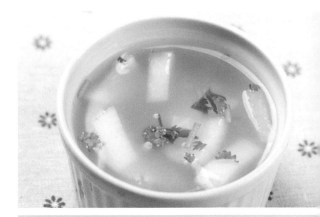

苦瓜蒸雞

取苦瓜 1 個，土雞 1 隻。將土雞處理乾淨，用鹽、生抽、蠔油、香油、料酒、胡椒粉等調料醃製 5 分鐘。將苦瓜洗淨，去瓤，去籽，切段，塞在雞肚子裡，放入薑片、蔥段、枸杞，隔水蒸煮，20 分鐘後起鍋即可。適用於脾虛濕熱型的糖尿病患者及糖耐量受損者。

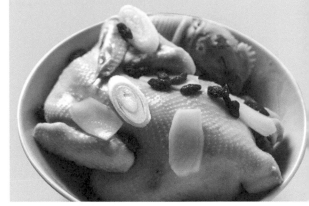

天花粉玉米鬚粥

取天花粉 50 克，玉米鬚 30 克，蕎麥 100 克，枸杞適量。天花粉浸泡 2 小時，其他材料洗淨。鍋中加水 500 毫升，大火燒開，放入天花粉和玉米鬚，轉小火熬至 300 毫升後，加蕎麥煮粥，粥將成時放入枸杞煮至黏稠即可。適用於小便不利、脾氣不足型的糖尿病患者及糖耐量受損者。

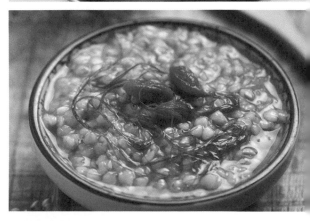

高血壓 眩暈與肝腎有關

高血壓，中醫稱之為眩暈。《黃帝內經》記載「諸風掉眩，皆屬於肝」「腎虛則頭重高搖，髓海不足，則腦轉耳鳴」。所以說，高血壓的眩暈與風痰上擾、肝腎虧虛有關。

辨證治病

肝氣鬱滯 → 頭暈、目花、耳鳴、肌肉跳動、手抖、唇舌肢體麻木、舌尖紅、苔薄、脈弦

痰濁阻滯 → 目眩、頭重、乏力、耳鳴、口黏、大便黏滯、手足麻木、喜食油膩、體質多偏肥胖、舌苔黃厚、舌尖紅、脈弦滑

肝腎虧虛 → 頭昏且暈、面色㿠白、畏寒、肢冷、下肢酸軟、夜尿頻數、陽痿、滑精，或虛煩、口乾、顴紅、舌質光而淡紅，脈沉細

高血壓：從腎氣衰減、肝失疏泄到氣血不足

　　人到老年後，腎氣會自然衰減，導致氣無力推動血行，瘀血內生，就會導致血壓升高。另外，一些高脂肪的食物，不僅會使人變胖，導致血脂增高，而且大量的脂肪還會壓迫血管或堆積於血管中，使得血管變窄，進而引起血管堵塞、硬化，血栓就會形成，極易導致血壓升高。

　　人體內的氣機不暢時，也會導致高血壓。大家知道，肝是主疏泄的，一旦這個氣機升舉功能異常，就會引起氣滯血瘀，血液就極易阻滯於血管中，久而久之，就會引起血栓，進而致使血壓升高。因此，應盡量避免生氣、緊張等不良情緒，以免影響肝的疏泄功能。

　　氣血虧虛型高血壓多見於舒張壓偏高和中、晚期高血壓患者，常見症狀為心悸、眩暈、疲乏無力、氣短懶言、面色萎黃等。

高血壓患者補氣血方

醫師簽名
石晶明

注：本方案僅供參考，應根據個人情況遵醫囑選擇使用。

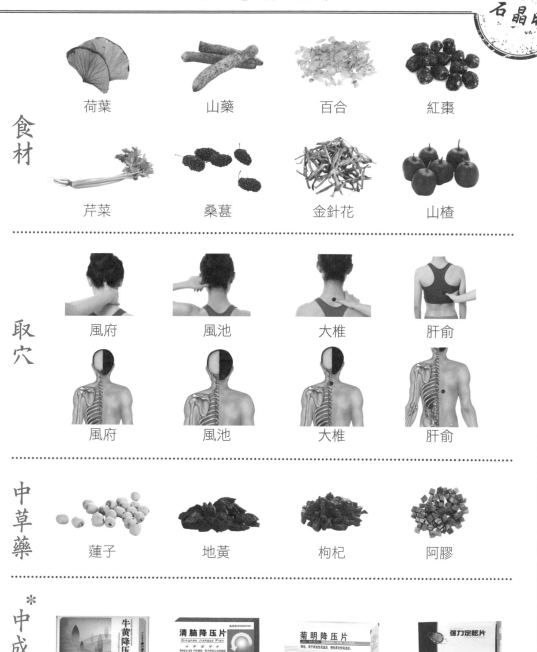

食材
荷葉　山藥　百合　紅棗
芹菜　桑葚　金針花　山楂

取穴
風府　風池　大椎　肝俞
風府　風池　大椎　肝俞

中草藥
蓮子　地黃　枸杞　阿膠

＊中成藥
牛黃降壓片　清腦降壓片　菊明降壓片　強力定眩片

＊ 以上中成藥僅在中國大陸地區流通販售，本繁體中文版為忠實呈現石晶明醫師專業建議，故仍依原書製作並保留該部分資訊，僅供
本書讀者參考，讀者若有發現相同或類似品名中成藥，仍須經醫師處方指示使用。

常按風池、風府、大椎、內關

1. 選取風池、風府、大椎、內關，每個穴位按揉 5~10 分鐘，每天 1~2 次。此方法適合任何類型的高血壓患者。
2. 肝氣淤滯的患者，在前面穴位的基礎上，加按行間、肝俞；痰濁阻滯的患者，加按豐隆（見第 126 頁）。力度可以適當加重，每個穴位按摩 3~5 分鐘，每天 1~2 次。
3. 肝腎虧虛的患者，在「1」的基礎上，加按太溪、腎俞（第 126 頁）、志室，手法要輕柔，每天按摩 1 次。

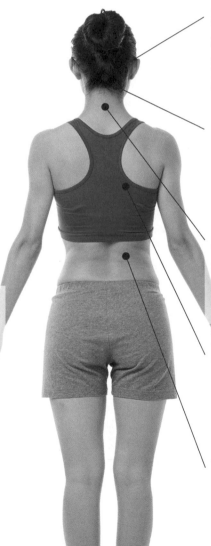

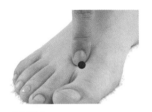

行間

在足背，第 1、第 2 趾間，趾蹼緣後方赤白肉際處。

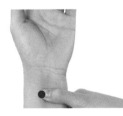

內關

在前臂前區，腕掌側遠端橫紋上 2 寸，掌長肌腱與橈側腕屈肌腱之間。

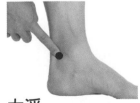

太溪

在踝區，內踝尖與跟腱之間的凹陷中。

風府

在頸後區，枕外隆突直下，兩側斜方肌之間凹陷中。

風池

在頸後區，枕骨之下，胸鎖乳突肌上端與斜方肌上端之間的凹陷中。

大椎

在脊柱區，第 7 頸椎棘突下凹陷中，後正中線上。

肝俞

在脊柱區，第 9 胸椎棘突下，後正中線旁開 1.5 寸。

志室

在腰區，第 2 腰椎棘突下，後正中線旁開 3 寸處。

3 款降壓茶

高血壓患者不宜多吃鹽，一般營養學家主張每天用鹽要控制在 5 克以下，最好是 3 克，使食物中有輕度鹹味即可。應多吃蔬菜和水果，尤其是深色蔬菜。經常用中藥泡茶飲用也能起到很好的輔助治療作用。高血壓患者也不宜飲酒。

菊花決明茶

取菊花 3 克，決明子 5 克，分別洗淨，用沸水沖泡，代茶飲。將決明子搗碎後，再沖泡，效果會更好。此茶最適合春、夏、秋三季飲用。適用於風熱上擾出現頭暈、眼花的高血壓患者。

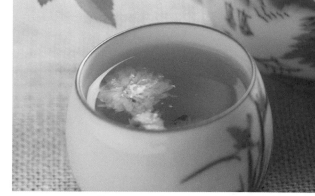

荷葉菊花茶

取荷葉、菊花各 3 克，分別洗淨，用沸水沖泡，代茶飲。最好取新鮮的荷葉，洗淨後，切成碎片。舌質偏紅的患者，還可以加蓮子心 5 枚，泡服。每天至少喝 5 次，能夠平穩地降血壓。適用於濕熱內壅型的高血壓患者。

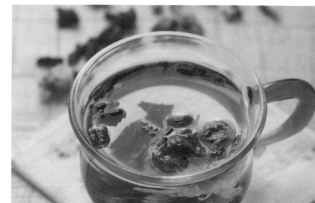

綠豆菊花茶

取菊花 5 克，綠豆 20 克，檸檬 10 克，分別洗淨，檸檬切片。鍋中加水 2000 毫升，大火燒開後，放入菊花和綠豆，轉小火直至綠豆熟軟，食用前放入檸檬片即可。適用於風熱上擾、夾有濕熱的高血壓患者。

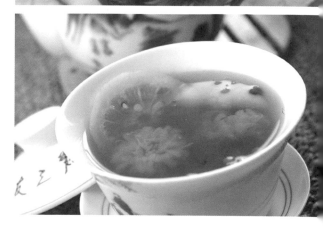

冠心病 別讓心脈瘀阻

冠心病是冠狀動脈粥狀硬化心臟病的簡稱，指因冠狀動脈狹窄、供血不足而引起的心肌功能障礙和器質性病變。冠心病易引發心絞痛、心肌梗塞等病症，所以，對冠心病的預防和治療顯得尤為重要。

辨證治病

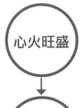

心火旺盛　心火熾熱，心神被擾，導致煩熱不安，夜寐不眠。心火循經上炎則口渴思飲，舌爛生瘡，面紅目赤。心移熱於小腸則尿黃而少，小便灼熱刺痛等

肝腎陰虛　多見平素肝腎不足，真陰虧耗，或熱病後期陰傷未復者，陰血不足，血不能養心寧神則出現心悸、失眠、多夢、健忘等；陰虛內熱則見盜汗、虛煩、手足心熱、口乾咽燥、舌尖紅、少苔

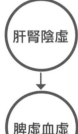

脾虛血虛　見於久病體虛，脾運不健或亡血失血之人。心血不足，心失所養，故心悸不寧，甚至怔忡。血不養心，神不守舍，故失眠多夢。血虛不能上榮清竅，故頭暈，健忘，面色淡白無華，唇舌色淡。血虛不能充實血脈，榮養四肢肌肉，故四肢無力，指甲蒼白

冠心病：從痰瘀阻滯到氣血不暢

　　人的動脈，隨著年紀的增長會逐漸變硬，而且像下水道管子一樣，裡面會有一些殘留「垃圾」附著在管壁上，西醫上叫粥狀硬化，實際上就是動脈管腔變小，中醫上叫作「痰瘀阻滯」。這會造成心肌供血不足，甚至會引起心肌缺血型壞死。

　　由於年老體衰，臟腑功能出現虛損，如脾腎陽虛，心氣不足，肝氣鬱滯，氣機不暢，都會導致心脈瘀阻，引發冠心病。再加上生氣的時候，血管痙攣，血液運行不暢，冠狀動脈供血不足，心肌缺血，所以心臟很快就會有缺氧的表現，表現出來就是心絞痛或心肌梗塞，中醫上，冠心病就屬於「真心痛」「胸痺」的範疇。

　　平時，中老年人要多運動，促進血液循環，讓體內的氣機隨時保持暢達。同時，保持樂觀、愉快的心情，情志舒暢了，才不至於讓肝氣鬱結、心脈瘀阻。

冠心病患者補氣血方

醫師簽名
石晶明

注：本方案僅供參考，應根據個人情況遵醫囑選擇使用。

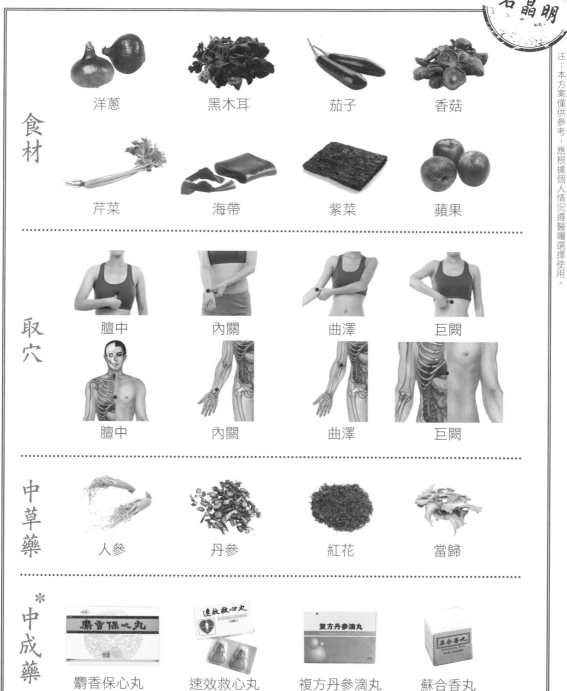

食材

洋蔥　　黑木耳　　茄子　　香菇

芹菜　　海帶　　紫菜　　蘋果

取穴

膻中　　內關　　曲澤　　巨闕

膻中　　內關　　曲澤　　巨闕

中草藥

人參　　丹參　　紅花　　當歸

＊中成藥

麝香保心丸　　速效救心丸　　複方丹參滴丸　　蘇合香丸

＊ 以上中成藥僅在中國大陸地區流通販售，本繁體中文版為忠實呈現石晶明醫師專業建議，故仍依原書製作並保留該部分資訊，僅供本書讀者參考，讀者若有發現相同或類似品名中成藥，仍須經醫師處方指示使用。

常按內關、膻中、陰郄、曲澤

1. 選取手部的穴位，如內關（見第130頁）、神門、陰郄、曲澤等，每次任選1~2個穴位，每個穴位按摩3~5分鐘。此法適合任何類型的冠心病患者。

2. 選取軀幹部的穴位，如天池、膻中、巨闕、心俞、膈俞（見第126頁）等，每次任選1~2個穴位，每個穴位按摩3~5分鐘。此法適合任何類型的冠心病患者。

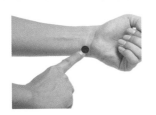

陰郄
在前臂前區，腕掌側遠端橫紋上0.5寸，尺側腕屈肌腱的橈側緣。

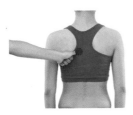

心俞
在脊柱區，第5胸椎棘突下，後正中線旁開1.5寸。

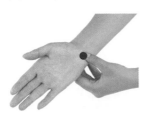

神門
在腕前區，腕掌側遠端橫紋尺側端，尺側腕屈肌腱的橈側緣。

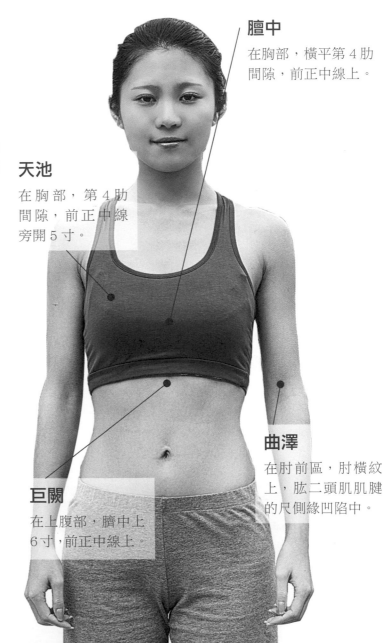

膻中
在胸部，橫平第4肋間隙，前正中線上。

天池
在胸部，第4肋間隙，前正中線旁開5寸。

曲澤
在肘前區，肘橫紋上，肱二頭肌肌腱的尺側緣凹陷中。

巨闕
在上腹部，臍中上6寸，前正中線上。

3款化痰理氣的食譜

冠心病患者應注意選擇脂肪和膽固醇含量較低，而維生素、膳食纖維、有益礦物質較多的食物，如山楂、粗糧、豆類、洋蔥、黑木耳及各種新鮮水果。應少食或慎食鹽、動物脂肪、動物脊髓、動物內臟、蛋黃等。

山楂紅花粥

按照 1：5 的比例，取適量的山楂和紅花，洗淨，備用；取 100 克粳米，洗淨，備用。鍋中加水，大火燒開，將紅花和山楂放入鍋中，再加粳米，煮成粥即可。適用於痰瘀內阻型冠心病患者。

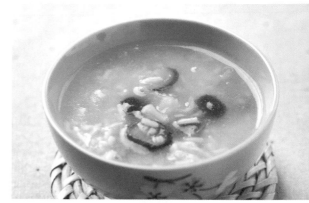

洋蔥湯

取洋蔥 1 個，牛奶、鹽各適量。洋蔥去蒂，洗淨，切碎，入油鍋炒香，加 2 碗水以小火慢慢熬出洋蔥甜味。待洋蔥碎軟爛後，再倒入牛奶煮沸，加鹽調味即可。可保護心血管健康，降低膽固醇。

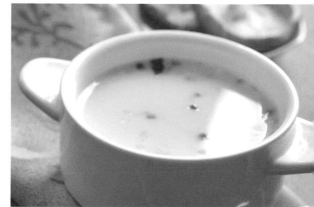

桃仁紅花粥

取桃仁 15 克，紅花 10 克，粳米 100 克，紅糖適量。將桃仁搗爛，與紅花一起煎煮，去渣取汁，加粳米煮成稀粥，加紅糖調味即可。適用於瘀血阻滯型冠心病患者。

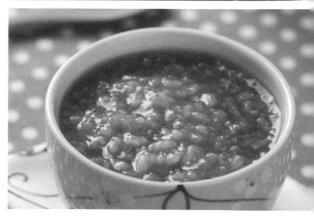

高血脂症 重點調理肝脾腎

隨著飲食中高脂肪、高膽固醇食品的增加，以及運動量的逐漸減少，人體血液中過多的脂肪不能被代謝或消耗，就會導致高血脂症的出現。中醫上將一般「高血脂症」的名稱，歸入「血瘀」「痰濕」等範疇。

辨證治病

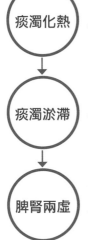

痰濁化熱　腹部脹滿，嘔惡，肢體困倦，眼瞼有黃色斑，尿黃，舌苔黃膩，脈滑數

痰濁淤滯　腹脹，肢體困倦，水腫尿少，大便偏溏，舌苔白膩，舌體胖，脈滑

脾腎兩虛　面色萎黃，瘦弱，體倦乏力，腰酸腿軟，腹脹，耳鳴眼花，尿少水腫，舌質紅苔薄白，脈沉細

高血脂症：從肝脾腎功能衰退到血脂升高

　　當人逐漸步入老年的時候，五臟的功能都會出現衰退。尤以腎最為明顯，腎主水液，全身的血液都要靠腎氣來推動，腎氣一旦衰減，血液運行就會變得緩慢，變慢後就易沉澱各種垃圾物質，當然就包括過多的膽固醇和三酸甘油酯。其次，脾主運化，脾氣弱了，吃進來的肥膩食物就得不到及時消化，不能轉化精微以營養全身，反而變生脂濁，混入血中，引起血脂升高。再者，肝主疏泄，如疏泄失常的話，也會造成脂肪的代謝不利，從而引起血脂升高。

　　還有些老年人喜靜少動，經常不是坐著就是躺著，這樣很容易造成氣機不暢。氣滯了，轉化、代謝脂肪的推動力就弱了，於是生多用少，沉積體內，浸入血中，血脂就升高了。所以，中老年人要從調理肝、脾、腎入手，調暢氣機，才能防治高血脂症。因為本病不僅會造成肥胖、動脈硬化、脂質瘀積、糖尿病、冠心病等症；血黏度高，血液運行不暢、遲緩，嚴重的還會造成血栓、梗塞性疾病。

高血脂症患者補氣血方

醫師簽名
石晶明

注：本方案僅供參考，應根據個人情況遵醫囑選擇使用。

食材

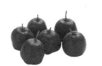
山楂

黑木耳

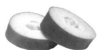
冬瓜

百合

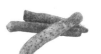
山藥

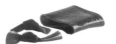
海帶

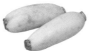
蓮藕

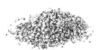
薏仁

取穴

商丘

陽陵泉

足三里

百會

商丘

陽陵泉

足三里

百會

中草藥

茯苓

靈芝

何首烏

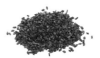
決明子

*中成藥

脂必妥片

血脂康膠囊

降脂靈片

三七脂肝丸

＊ 以上中成藥僅在中國大陸地區流通販售，本繁體中文版為忠實呈現石晶明醫師專業建議，故仍依原書製作並保留該部分資訊，僅供本書讀者參考，讀者若有發現相同或類似品名中成藥，仍須經醫師處方指示使用。

常按百會、足三里、商丘

1. 選取百會、風池、內關（見第130頁）、中脘、足三里、豐隆（見第126頁）、三陰交（見第126頁）等，每次任選 3~5 個穴位，每個穴位按摩 3~5 分鐘。此方法適合任何類型的高血脂症患者。

2. 偏於水腫的患者，加按陽陵泉、商丘；痰濁化熱的患者，加按大椎（見第130頁）；痰濁淤滯的患者加按膈俞（見第126頁）。力度可適當加重，每個穴位按摩 3~5 分鐘。

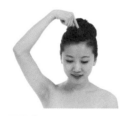

百會

在頭部，前髮際正中直上 5 寸。

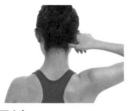

風池

在頸後區，枕骨之下，胸鎖乳突肌上端與斜方肌上端之間的凹陷中。

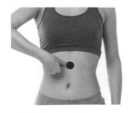

中脘

在上腹部，臍中上 4 寸，前正中線上。

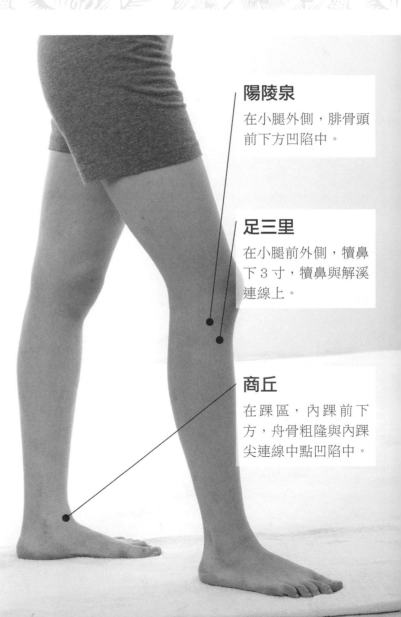

陽陵泉

在小腿外側，腓骨頭前下方凹陷中。

足三里

在小腿前外側，犢鼻下 3 寸，犢鼻與解溪連線上。

商丘

在踝區，內踝前下方，舟骨粗隆與內踝尖連線中點凹陷中。

3款降脂通絡的食譜

高血脂症患者的飲食應以「四低一高」為原則：低熱量、低膽固醇、低脂肪、低糖、高纖維。飲食宜清淡，動物性脂肪如肥羊、豬油、豬肥肉、肥牛、肥鴨等都不利於高血脂症患者健康，應避免食用。

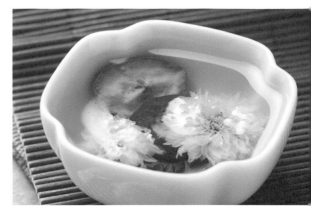

決明山楂飲

按照 1:2:3 的比例各取適量的決明子、菊花和山楂，分別洗淨，用沸水沖泡，代茶飲。適用於一般性的血脂偏高者。

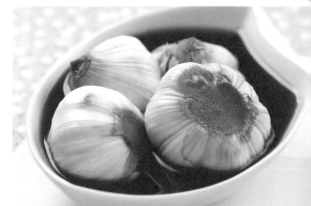

醋泡蒜

取老陳醋 500 毫升，蒜 4 頭。將蒜去皮，放入老陳醋中浸泡 2~3 周，每天吃 1 瓣，有明顯降血脂的效果。適用於偏濕熱夾瘀的高血脂症者。

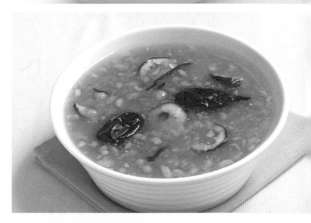

玉米山楂粥

按照 4:1 的比例，各取適量的玉米渣和山楂；另取適量紅棗。鍋中加水，大火燒開後，放入玉米渣、山楂和紅棗，轉小火，熬至粥熟。適用於脾虛痰濕型的高血脂症者。

耳鳴、耳聾與腎關係最密切

耳鳴就是感覺耳內或顱內有聲音。耳聾是指不同程度的聽覺減退，甚至消失。耳鳴可伴有耳聾，耳聾亦可由耳鳴發展而來。二者雖然症狀不同，但病機和治法卻大致相同。中醫認為，耳鳴、耳聾的發生與腎關係最為密切，且往往伴有血脈瘀阻、痰氣壅結等。

辨證治病

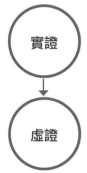

實證　多見於中青年人，由肝膽、三焦不暢引起耳竅閉塞。主要症狀：持續不斷地耳部鳴響，聲音偏大，伴有頭部昏脹、性情急躁或兩脅不適，脈弦數

虛證　多見於中老年人，由腎氣虧虛、精氣不足引起的耳部失養。主要症狀：兩耳鳴響，細弱纏綿，伴有腰膝酸軟、小便清長或頻數

耳鳴、耳聾：從腎氣不足、腎精虧損到聽力減弱

　　《黃帝內經》記載，腎開竅於耳。腎精充足，則耳聰目明、精力充沛；腎氣不足、腎精虧損，精氣就不能上達頭面部。耳竅一旦失去滋養，輕則耳鳴，重則聽力下降甚至耳聾。所以，中醫還有種說法，「鳴者，聾之漸也」，也就是說耳鳴多為耳聾的先兆。這時候，養生的關鍵就在於補腎填精。

　　還有的人雖然腎精充足，但同樣會耳鳴，很有可能是痰熱壅阻，這類人往往形體肥胖、痰多而黏。這時候，首要的工作就是清熱化痰。

　　老年人可以增加一些力所能及的鍛煉，比如散步、打太極拳等，合理的鍛煉可以促進全身血液循環，加強內耳血液供應。應避免過度勞累，防止突發性耳聾。用藥之前應仔細閱讀藥品說明書或向醫生諮詢，慎用或儘量不用鏈黴素、卡那黴素、新黴素、慶大黴素等有耳毒性的藥物。

耳鳴、耳聾患者補氣血方

醫師簽名
石晶明

注：本方案僅供參考，應根據個人情況遵醫囑選擇使用。

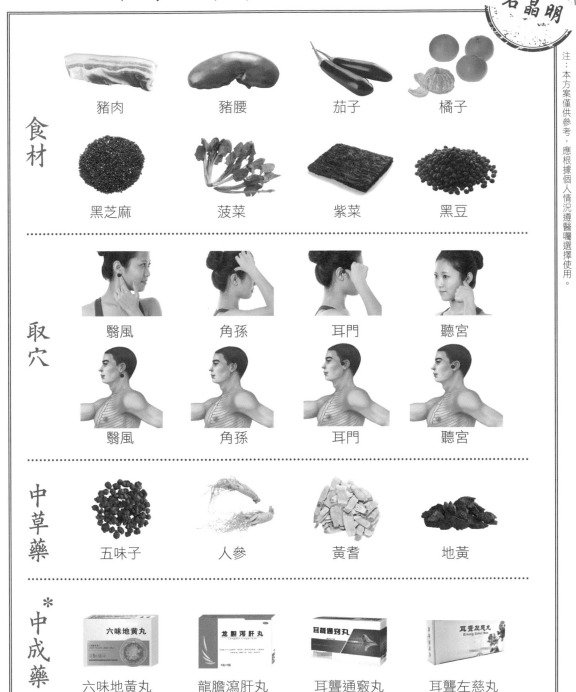

食材

豬肉　　豬腰　　茄子　　橘子

黑芝麻　　菠菜　　紫菜　　黑豆

取穴

翳風　　角孫　　耳門　　聽宮

翳風　　角孫　　耳門　　聽宮

中草藥

五味子　　人參　　黃耆　　地黃

*中成藥

六味地黃丸　　龍膽瀉肝丸　　耳聾通竅丸　　耳聾左慈丸

* 以上中成藥僅在中國大陸地區流通販售，本繁體中文版為忠實呈現石晶明醫師專業建議，故仍依原書製作並保留該部分資訊，僅供本書讀者參考，讀者若有發現相同或類似品名中成藥，仍須經醫師處方指示使用。

常按聽宮、翳風、角孫、耳門

1. 實證的患者，可用手指指腹按摩風池（見第130頁）、翳風、角孫、耳門、聽宮、聽會、外關、中渚等，以中等以上的力度按摩，每天任選 3~5 個穴位按摩。
2. 虛證的患者，可用手指指腹按摩百會（見第138頁）、聽宮、腎俞（見第126頁）、志室（見第130頁）、脾俞（見第126頁）、肝俞（見第130頁）、關元等，力度要輕，每天任選 3~5 個穴位。

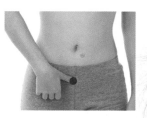

關元

在下腹部，臍中下 3 寸，前正中線上。

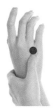

中渚

在手背，第 4、第 5 掌骨間，第 4 掌指關節近端凹陷中。

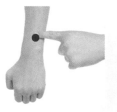

外關

在前臂後區，腕背側遠端橫紋上 2 寸，尺骨與橈骨間隙中。

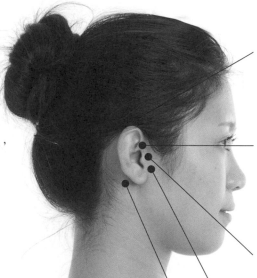

角孫

在頭部，耳尖正對髮際處。

耳門

在耳區，耳屏上切跡與下頜骨髁突之間的凹陷中。

聽宮

在面部，耳屏正中與下頜骨髁突之間的凹陷中。

聽會

在面部，耳屏間切跡與下頜骨髁突之間的凹陷中。

翳風

耳垂後方，乳突下端前方凹陷中。

3款補腎聰耳的食譜

中老年人耳鳴、耳聾患者應多吃含鐵、鋅豐富的食物；多吃含維生素 C、維生素 E 的蔬菜、乾果；常吃有活血作用的食物。應少吃過甜、過鹹、含膽固醇過多、膳食纖維過少的食物。

豬腰炒金針花

取豬腰 1 個；乾金針花 50 克，青椒 1 個。豬腰洗淨，去臊腺，切成腰花；金針花泡發，洗淨，切段；青椒洗淨，切片。油鍋燒至七成熱，放入薑片、蔥段、蒜瓣煸炒，然後放入豬腰，炒至變色熟透，放入青椒、金針花、白糖煸炒，淋入水澱粉 *，加鹽調味即成。適用於腎虛引起的耳聾患者。

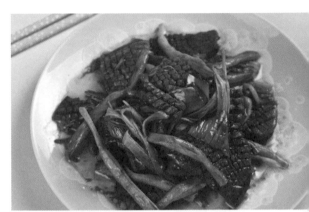

* 太白粉或玉米粉等加水拌勻，作為勾芡或上漿用。

紫菜瘦肉粥

取紫菜 1 張，粳米 50 克，豬瘦肉 50 克。紫菜洗淨撕小片備用；豬瘦肉洗淨切末。粳米洗淨放入鍋中加水，上火煮成粥。將豬絞肉、紫菜、鹽一起放入粥中稍煮片刻，淋上香油即成。適用於腎虛引起的耳鳴症狀。

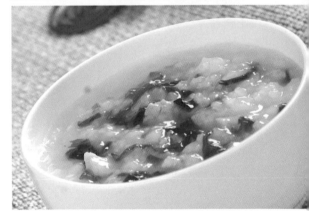

地黃酒

熟地黃 250 克，沉香 5 克，枸杞 120 克，高粱酒 3500 毫升。將上述中藥與高粱酒同置乾淨帶蓋的容器中，密封浸泡 10 天即成。適用於耳鳴或耳聾症。

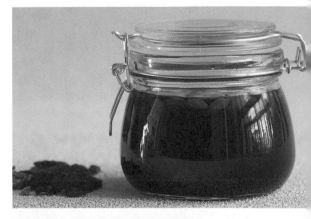

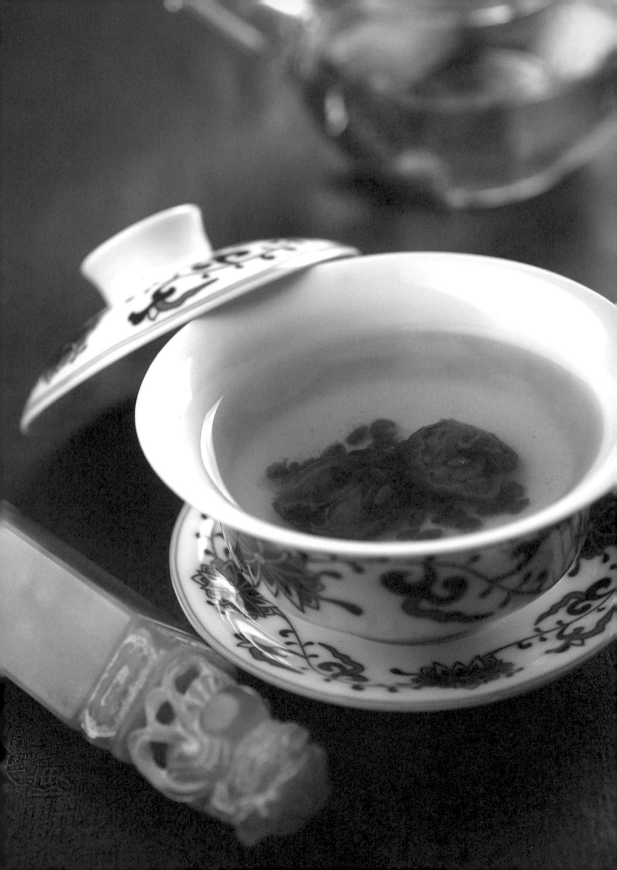

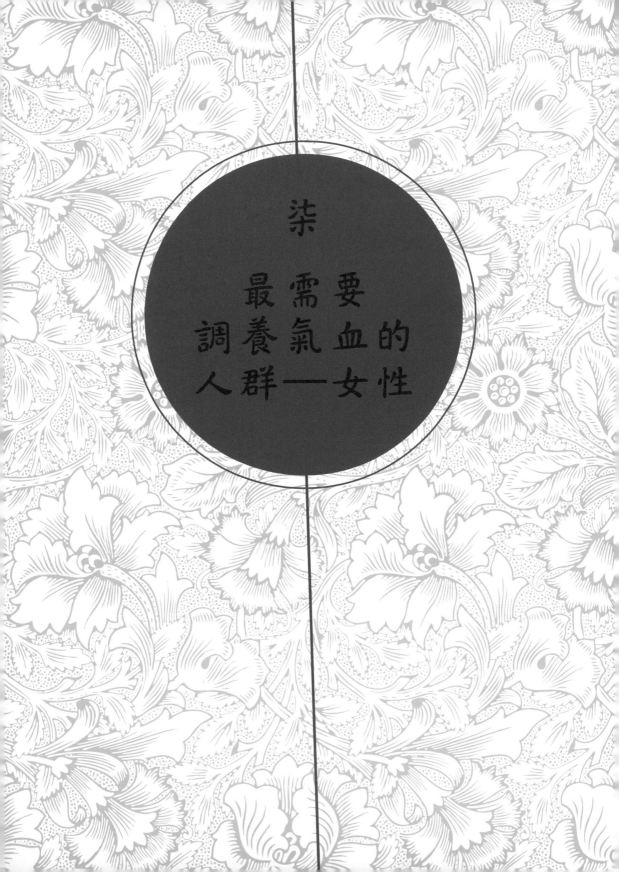

柒

最需要
調養氣血的
人群——女性

乳腺增生 氣血失調、情志不暢

乳腺增生是一種婦科常見疾病，多見於 25~40 歲的女性。臨床上主要表現為乳房內出現週期性腫塊和乳房脹痛。乳房內腫塊可見於一側或雙側，多在月經來臨前腫痛加劇，月經後減輕。中醫認為，痰濕結聚、氣血凝滯是導致乳腺增生的原因之一。

辨證治病

氣滯型 → 面色無華，乳房脹痛，口苦咽乾，胸滿脅痛，急躁易怒，隨著情緒變化而加劇，舌質微紅，苔白，脈弦數

痰瘀型 產後乳房脹痛，內有結塊，體形肥胖，舌質暗紫或有瘀斑，苔厚膩微黃，脈滑或澀

乳腺增生：從氣血凝滯、痰濕結聚到形成腫塊

肝主疏泄，負責疏泄體內津液和氣機，一旦氣血出現壅滯不通，就會導致氣滯血瘀。而女人平時心情抑鬱、憂思過度或者性情急躁、動則易怒等，就很容易造成氣滯不暢，致使肝失疏泄，全身氣血不流通，氣血瘀積在乳房內，就會形成乳腺增生。

另外，體內痰濁壅滯也會造成乳腺增生。乳房是足陽明胃經經過的地方，乳腺增生、結節、腫塊，就是足陽明胃經經氣循行失常，鬱積於乳房之內而造成的。

近幾年，女性乳腺增生發病率一直呈上升趨勢，病人也更加趨於年輕化。尤其是年輕的職業女性，工作壓力大，情緒不穩定，再加上晚婚、晚育、不婚、不育、性生活不規律，都會加重內分泌失調，導致氣血不暢，凝滯瘀積於乳房。因此，防止乳腺增生最簡單的辦法就是調整心態，保持心情舒暢，按時作息，合理安排生活，不宜過度勞累、熬夜等。

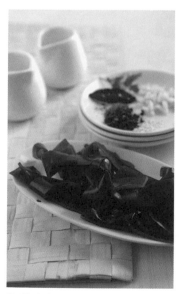

海帶中的碘可以刺激垂體，調節女性內分泌失調，有助於預防乳腺增生。

乳腺增生患者補氣血方

注：本方案僅供參考，應根據個人情況遵醫囑選擇使用。

食材

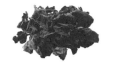

鯽魚　　黑木耳　　甲魚　　白蘿蔔

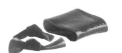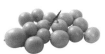

白菜　　海帶　　金橘　　柳丁

取穴

膻中　　膺窗　　天池　　期門

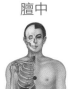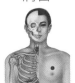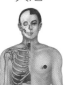

膻中　　膺窗　　天池　　期門

中草藥

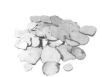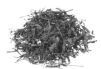

當歸　　白芷　　薄荷　　蒲公英

＊中成藥

加味逍遙丸　　乳癖消片　　乳癖散結膠囊　　小金丸

＊ 以上中成藥僅在中國大陸地區流通販售，本繁體中文版為忠實呈現石晶明醫師專業建議，故仍依原書製作並保留該部分資訊，僅供本書讀者參考，讀者若有發現相同或類似品名中成藥，仍須經醫師處方指示使用。

常按膻中、膺窗、天池、期門

1. 用手指指腹依次點按膻中、膺窗、天池、期門，然後，以乳房為中心，以這些穴位為終點，對乳房進行適當地輕抓、托舉、搓揉。此法適合任何類型的乳腺增生患者。
2. 用手指指腹依次按揉遠道的穴位，如肩井、膈俞（見第 126 頁）、支溝、內關（見第 130 頁）、足三里（見第 126 頁）、太衝等，每個穴位按摩 3-5 分鐘。此法適合任何類型的乳腺增生患者。

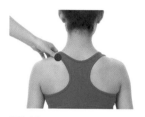

肩井

在肩胛區，第 7 頸椎棘突與肩峰最外側點連線的中點。

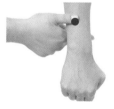

支溝

在前臂後區，腕背側遠端橫紋上 3 寸，尺骨與橈骨間隙中點。

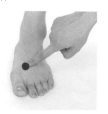

太衝

在足背，第 1、第 2 蹠骨間，蹠骨底結合部前方凹陷中，或觸及動脈搏動。

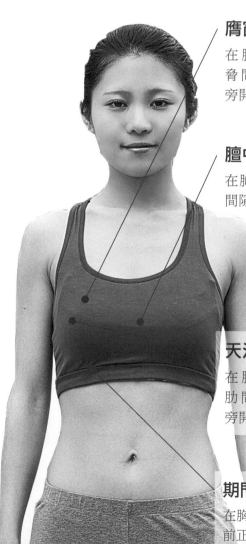

膺窗

在胸部，橫平第 3 肋間隙，前正中線旁開 4 寸。

膻中

在胸部，橫平第 4 肋間隙，前正中線上。

天池

在胸部，橫平第 4 肋間隙，前正中線旁開 5 寸。

期門

在胸部，第 6 肋間隙，前正中線旁開 4 寸。

3 款活血化瘀的食譜

乳腺增生患者在飲食上應力求清淡，多吃蔬菜和水果。海帶中含有大量的碘，可以調整體內雌激素水準，尤其宜食。不宜食用高熱量、高脂肪食物和刺激性食物，以免加重乳腺增生病症。

海帶蘿蔔湯

取白蘿蔔 150 克，乾海帶 50 克。白蘿蔔去皮，洗淨，切絲；乾海帶泡發，切絲。鍋中加適量清水，煮沸後放入薑片、海帶絲、白蘿蔔絲，待再度煮沸時轉成小火，直到白蘿蔔絲、海帶絲煮熟爛，加鹽調味即可。適合氣滯型的乳腺增生患者。

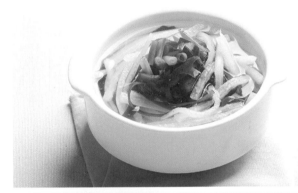

橘葉陳皮茶

取金橘葉、陳皮各 50 克，洗淨後搗碎。用開水沖泡，當茶飲用。適合氣滯痰瘀型的乳腺增生患者。

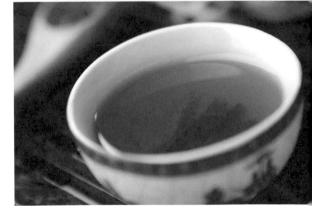

菊花玫瑰茶

取菊花 5 克，乾玫瑰花 3 朵。用沸水沖泡，代茶飲。每天上午、下午各換 1 次茶葉。適合氣滯型的乳腺增生患者。

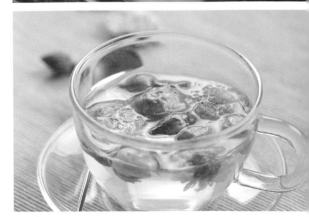

痛經　血不行經則痛

痛經是婦科常見病和多發病，指經期前後或行經期間，陰道和子宮收縮引起的痙攣性疼痛，同時伴有全身不適，嚴重影響正常的工作及生活。中醫認為，痛經多因氣血運行不暢或氣血虧虛所致。

辨證治病

寒邪侵襲：下腹、腰骶部牽制性疼痛，甚至劇痛難忍，伴有手足發涼，面色青紫或蒼白。腹痛得溫則舒，舌質淡、苔薄，脈沉緊有力

氣滯血瘀：下腹、腰骶部疼痛如刺如脹，伴有脅熱、乳房脹痛，疼痛會因情緒的波動而變化，經色暗紫夾血塊。舌質暗紫或有瘀斑、瘀點，脈沉弦實

氣血虧虛：以經期後疼痛為主，經期隱痛，得溫則舒。伴有疲勞、乏力，或動則汗出。面色萎黃，經血色淡，或多或少，脈沉細弱

痛經：從腎氣虧虛、肝氣鬱結到氣虛淤滯

　　中醫認為：「經水出諸腎。」意思就是說月經病和腎的功能最相關。當腎氣虧虛時，人的氣血本身就不足，再加上精神緊張、生活壓力等各方面的因素，繼而會使得肝氣鬱結，引起氣血不暢。俗話說，痛則不通，通則不痛。只有氣血順暢，子宮內膜脫落，經血排出體外，才是正常的經期現象。一旦氣血淤滯，就會引發痛經。

　　當然，痛經也分很多種。如果是脹痛或腹部陣痛，屬於氣滯，需要調暢氣機；如果是劇痛，而且血塊流出時痛會減輕，這屬於血瘀，需要活血化瘀；如果喝熱水或敷熱水袋後，疼痛減輕，說明體寒；如果遇熱後，疼痛加重了，說明體熱。在按摩後疼痛減輕，屬於虛證；愈按摩愈痛則說明是實證。經前期痛多屬於實證，經後痛或痛更甚多屬於虛證，治療時須分虛實寒熱做相應處理。

痛經患者補氣血方

醫師簽名
石晶明

注：本方案僅供參考，應根據個人情況遵醫囑選擇使用。

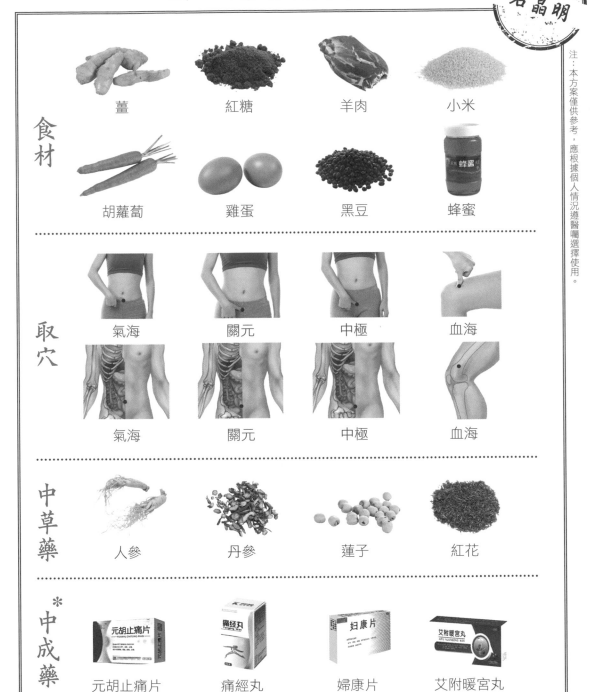

食材

| 薑 | 紅糖 | 羊肉 | 小米 |
| 胡蘿蔔 | 雞蛋 | 黑豆 | 蜂蜜 |

取穴

| 氣海 | 關元 | 中極 | 血海 |
| 氣海 | 關元 | 中極 | 血海 |

中草藥

| 人參 | 丹參 | 蓮子 | 紅花 |

*中成藥

| 元胡止痛片 | 痛經丸 | 婦康片 | 艾附暖宮丸 |

* 以上中成藥僅在中國大陸地區流通販售，本繁體中文版為忠實呈現石晶明醫師專業建議，故仍依原書製作並保留該部分資訊，僅供本書讀者參考，讀者若有發現相同或類似品名中成藥，仍須經醫師處方指示使用。

常按中極、氣海、血海、關元

1. 實證痛經患者，用手指指腹依次按摩中極、次髎、地機、血海（見第126頁）、合谷，手法要適當加重，每個穴位3~5分鐘。

2. 虛證痛經患者，用手指指腹依次按摩關元、氣海、足三里（見第126頁）、三陰交（見第126頁），手法要輕柔，每個穴位3~5分鐘。

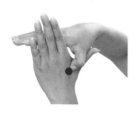

合谷

在手背，第1、第2掌骨之間，約平第2掌骨中點處。

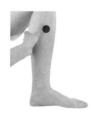

地機

在小腿內側，陰陵泉下3寸，脛骨內側緣後際。

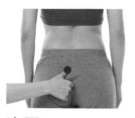

次髎

在骶區，正對第2骶後孔中。

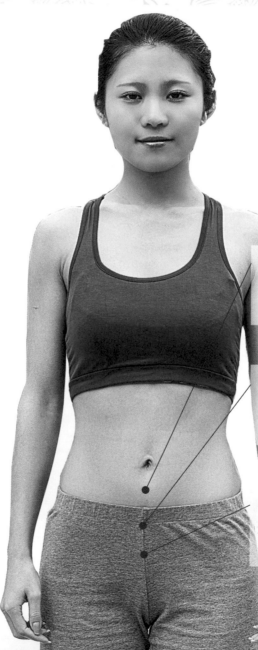

氣海

在下腹部，臍中下1.5寸，前正中線上。

關元

在下腹部，臍中下3寸，前正中線上。

中極

在下腹部，臍中下4寸，前正中線上。

3 款止痛經的食譜

痛經患者飲食宜以清淡易消化為主。無論在經前還是經後，都應保持大便通暢，盡可能多吃些潤腸通便的食物。平時飲食應多樣化，應經常食用蔬菜水果，也可以食用補氣補血的食物，如紅棗、羊肉等。避免進食生冷、辛辣等刺激性強的食物。

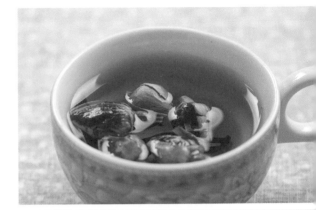

玫瑰月季茶

取乾玫瑰、乾月季各等份，用沸水沖泡，長期堅持飲用。適用於偏氣滯血瘀的痛經患者。

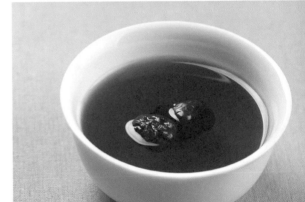

薑棗紅糖湯

取薑絲、紅棗各 20 克，紅糖 30 克。用開水沖泡，當茶飲用。適用於偏寒、氣血虧虛的痛經患者。

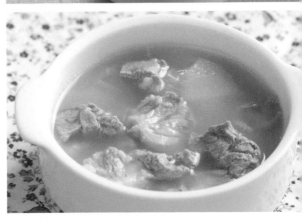

當歸燉羊肉

取羊肉 200 克，薑片 20 克，當歸 15 克。將羊肉洗淨，切塊，焯水，油鍋燒熱，用薑片熗鍋後，放入羊肉塊；煸炒片刻後，放入當歸，加水，大火燒開；轉小火，慢燉 30 分鐘，待羊肉爛熟後加鹽調味即可。此湯適用於寒邪侵襲的痛經患者。

肥胖 氣補足，脂肪消

任何年齡均可發生肥胖，以中年人多見，且女性多於男性。肥胖是女性非常關心的問題，許多愛美女性通過節食來調節體重，中醫認為，這種方法會引起身體的功能失調，有損身體健康。其實，肥胖很大一部分是因為氣不足，從而導致機體的脂肪比例異常，把氣補足了，以促進脂肪的正常代謝，才能維持體內正常脂肪比例。

辨證治病

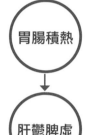

胃腸積熱　肥胖，口乾，口渴，腹部脹滿，便秘，舌質偏紅，舌苔黃膩，脈弦滑

肝鬱脾虛　肥胖，心情欠穩定，體重增減多與心情的波動有關，胸脅脹滿，疲乏，大便稀，舌質略淡且邊緣有齒痕，脈沉細弦滑。女性還伴有月經不調、腹部常脹痛

痰瘀阻滯　肥胖，以腰腹最胖，身體呈梨形，下肢水腫，還伴有關節疼痛，舌質偏暗且有瘀斑、瘀點，舌苔厚膩，脈沉澀

肥胖：從氣不足到脂肪堆積

很多人提到肥胖，都會認為是吃得多，或吃得太油膩，運動量少，其實造成肥胖真正的內在原因是氣虛濕重。中醫認為「胖人多氣虛，瘦人多血虛」。肥胖者多陽氣偏虛，體內有痰有濕。

正常情況下，我們吃進去的食物，在氣化的作用下，經由脾胃運化轉為各種精微物質，並運送至身體各部位以滋養全身，同時排出身體不需要的代謝產物。但是當一個人氣虛的時候，體內氣化運動不充分，進餐之後，食物不能轉化成身體所需的精微物質，多餘的代謝產物包括脂肪等，就會沉積下來。

多餘的脂肪，中醫稱之為「痰濁」，它們並不是人體所需的營養物質，而是危害健康的垃圾，它們不會在身體需要的時候出來幫忙，只會成為身體的負擔，需要及時清走才行。

所以，氣虛才是肥胖真正的原因，而肥胖則是判斷一個人氣虛最明顯的指徵。

肥胖者補氣消脂方

醫師簽名
石晶明

注：本方案僅供參考，應根據個人情況遵醫囑選擇使用。

食材

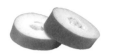
冬瓜

黑木耳

白蘿蔔

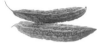
苦瓜

番茄

荷葉

山楂

蒟蒻

取穴

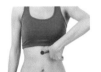
上脘

建里

承滿

天樞

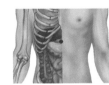
上脘

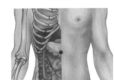
建里

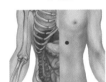
承滿

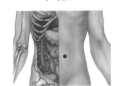
天樞

中草藥

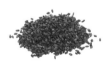
決明子

何首烏

甘草

陳皮

*中成藥

防風通聖丸

降脂減肥片

輕身消胖丸

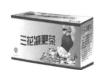
三花減肥茶

* 以上中成藥僅在中國大陸地區流通販售，本繁體中文版為忠實呈現石晶明醫師專業建議，故仍依原書製作並保留該部分資訊，僅供本書讀者參考，讀者若有發現相同或類似品名中成藥，仍須經醫師處方指示使用。

針對肥胖部位重點按摩

1. 胸腹部重點按摩的穴位有：上脘、中脘（見第 138 頁）、下脘、建里、承滿、天樞、外陵。
2. 背腰部重點按摩的穴位有：三焦俞、環跳等。

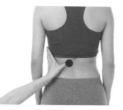

三焦俞

在脊柱區，第 1 腰椎棘突下，後正中線旁開 1.5 寸。

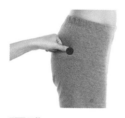

環跳

在臀外側下部，股骨大轉子最凸點與骶管裂孔連線上的外 1/3 與 2/3 交點處。

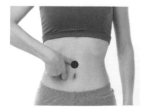

下脘

在上腹部，臍中上 2 寸，前正中線上。

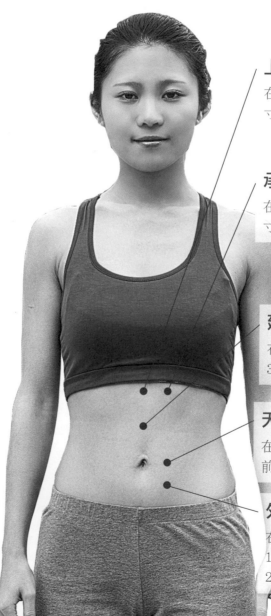

上脘

在上腹部，臍中上 5 寸，前正中線上。

承滿

在上腹部，臍中上 5 寸，距前正中線 2 寸。

建里

在上腹部，臍中上 3 寸，前正中線上。

天樞

在腹部，橫平臍中，前正中線旁開 2 寸。

外陵

在下腹部，臍中下 1 寸，距前正中線 2 寸。

3款減肥的食譜

肥胖患者在攝入低熱量食物的同時，還要做到膳食平衡，合理攝取蛋白質、脂肪和碳水化合物，保證礦物質和維生素的充足供應。此外，還要限制脂肪、辛辣及刺激性食物。攝入充足的新鮮蔬果是治療肥胖的重要方法之一。

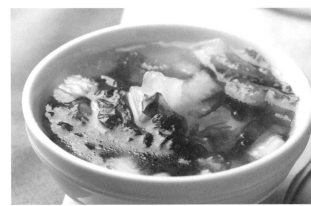

冬瓜紫菜湯

取紫菜30克，冬瓜400克。將紫菜用水泡發好；冬瓜去皮，洗淨，切塊。將紫菜、冬瓜塊放入鍋中，加適量清水同煮，最後加適量鹽調味即可。可清熱利尿、減肥降脂。

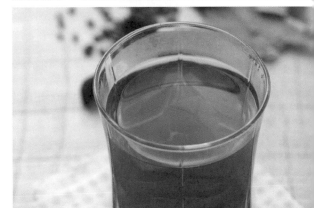

荷葉首烏茶

取荷葉、何首烏各10克，用沸水沖泡，長期飲用，不僅能夠減肥，還有美容功效。適用於陰虛腸燥的肥胖者。

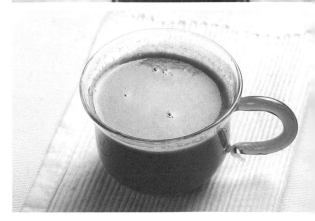

番茄山楂飲

番茄和山楂按照5:1的比例各取適量。番茄洗淨去皮，切塊；山楂洗淨，去子。將兩者放入榨汁機中，加1碗涼開水榨汁。此飲中，番茄可以美容，山楂可以降血脂。適用於食積不化的肥胖者。

面部皺紋 氣血不足則早衰

皺紋是女性的天敵。當人體新陳代謝速度變緩、皮膚角質層缺乏水分及營養物質，皮膚細胞活力下降，就會開始出現皺紋。一般年齡愈大，皺紋愈多。如果營養不良或心理負擔過重，皺紋也會提前出現。

辨別不同部位的皺紋

部位	相關經脈
額頭皺紋	膽經、腎經
魚尾紋	三焦經、膽經
眉心紋、川字紋	督脈
口角部的笑紋	肝經
鼻唇溝法令紋	胃經、大腸經
下頦紋	任脈、胃經、大腸經
頸紋	任脈、胃經、大腸經

面部皺紋：從氣血衰退到面部肌膚枯皺

中醫認為，十二經脈，三百六十五絡，其血氣皆上注於面。面部肌膚的榮潤枯皺與全身氣血津液盛衰密切相關。氣血生成旺盛，津液充沛，津血正常上榮於面，則面部肌膚潤澤柔軟；反之，氣血虛弱，經脈虛竭，血不足而氣又推動無力，以致津血無法榮於面部，則顏面枯槁而起皺紋。整個過程中，又以胃經和大腸經的氣血虛衰最相關，因為面部最主要的經絡就是胃經和大腸經。

女性到 30 歲以後，會漸漸出現皺紋，這是一個正常的氣血衰退過程。儘管如此，通過自身的保健還是能夠延緩皺紋產生的時間。

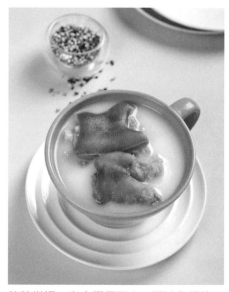

豬蹄燉湯，富含膠原蛋白，可淡化細紋，美容養顏。

祛皺紋補氣血方

醫師簽名
石晶明

注：本方案僅供參考，應根據個人情況遵醫囑選擇使用。

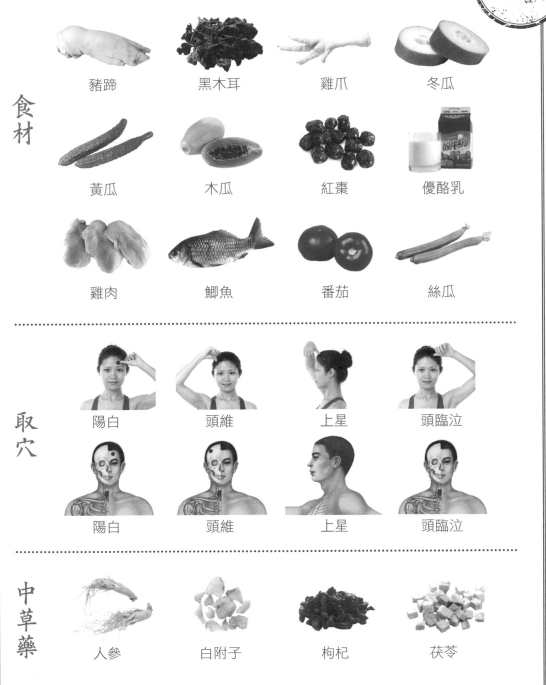

食材

豬蹄	黑木耳	雞爪	冬瓜
黃瓜	木瓜	紅棗	優酪乳
雞肉	鯽魚	番茄	絲瓜

取穴

陽白	頭維	上星	頭臨泣
陽白	頭維	上星	頭臨泣

中草藥

人參	白附子	枸杞	茯苓

＊ 以上中成藥僅在中國大陸地區流通販售，本繁體中文版為忠實呈現石晶明醫師專業建議，故仍依原書製作並保留該部分資訊，僅供本書讀者參考，讀者若有發現相同或類似品名中成藥，仍須經醫師處方指示使用。

針對不同部位皺紋的按摩

1. 額頭皺紋：取陽白、頭維、上星、頭臨泣等穴位，用拇指指腹依次按揉這些穴位，或者也可以從上向下推按，以舒展皮膚。
2. 魚尾紋：用食指指腹依次按摩魚尾紋、瞳子髎、太陽穴，然後沿著皺紋的方向，從內向外輕輕地推按。
3. 頸紋：用手指指腹依次按摩廉泉、天鼎、水突，手法一定要輕柔，每個穴位3~5分鐘。

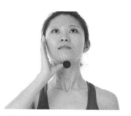

廉泉

在喉結上方，舌骨的上緣凹陷處，前正中線上。

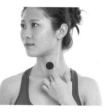

水突

在頸部，橫平環狀軟骨，胸鎖乳突肌的前緣。

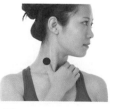

天鼎

在頸外側部，橫平環狀軟骨，胸鎖乳突肌後緣。

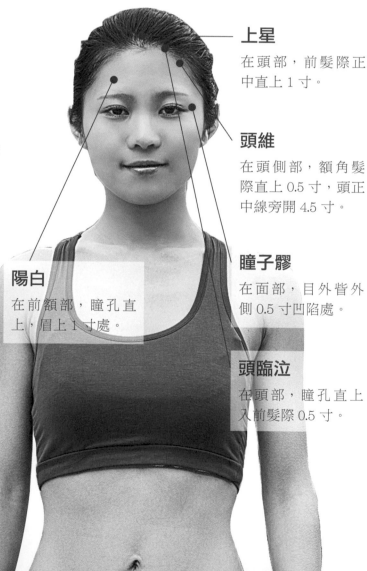

上星

在頭部，前髮際正中直上1寸。

頭維

在頭側部，額角髮際直上0.5寸，頭正中線旁開4.5寸。

瞳子髎

在面部，目外眥外側0.5寸凹陷處。

頭臨泣

在頭部，瞳孔直上入前髮際0.5寸。

陽白

在前額部，瞳孔直上，眉上1寸處。

3 款袪皺紋的食譜

總的原則是多食用含有維生素 A、維生素 C、維生素 E 的食物，如番茄等；多食用含有膠原蛋白的食物，如豬蹄等；多吃富含核酸的食物，如魚、蝦等。同時注意，每天要適量飲水。另外，經常咀嚼也可抗皺。平時準備一些堅果類的食物，較長時間地咀嚼，每次 15~20 分鐘，每天咀嚼 1~2 次，能夠有效抵抗笑紋、鼻唇溝部的皺紋及面部鬆弛。

番茄胡蘿蔔汁

取番茄 1 個，胡蘿蔔 1 根，檸檬半個。胡蘿蔔洗淨，切小塊；番茄、檸檬洗淨，去皮，切塊。把番茄塊、檸檬塊和胡蘿蔔塊一起打成果汁即可。可減少皺紋，有抗衰老的作用。

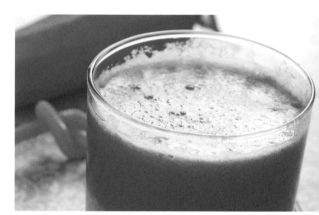

枸杞紅棗茶

取紅棗 10 個，枸杞 10 克，洗淨；冰糖適量。將紅棗、枸杞一起放入鍋中，加適量清水，大火煮沸後，加入冰糖，煮至溶化即可。適合氣血不足，面部有皺紋者。

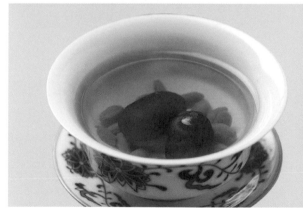

黃豆豬蹄海帶湯

取豬蹄 250 克，處理乾淨，切段；黃豆 80克，浸泡 1 小時；乾海帶泡發，切片。將豬蹄段放入鍋中，加適量清水，加薑片煮沸，撇沫。放入料酒、黃豆、海帶，大火燜煮。半熟時加鹽，燜煮 1 小時即可。可補氣養血、美容除皺。

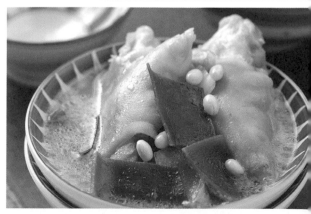

黃褐斑 斑點和氣血有關

黃褐斑，是女性最煩惱的問題之一。它看似長在面部，實則與臟腑、經絡、氣血都有關。說到底，它就是氣血淤滯、脈絡堵塞在皮膚上面的表現。它與肝、脾、腎三臟功能失調最為相關。

辨證治病

實證

肝氣鬱結：急躁易怒，胸脅脹痛，痛經或經期延後，經血暗紫有塊，舌有紫斑，脈弦澀

脾失健運：面色蒼白或萎黃，神疲乏力，氣短心慌，飲食減少，脘腹脹滿，經期延遲，經血稀淡，舌質淡，脈細

虛證

肝腎不足：面色蒼白，形寒肢冷，腰膝酸軟無力，小便多，舌淡苔白，脈沉細，斑色深褐難治

黃褐斑：從肝、脾、腎失調到氣血不和

當人情志抑鬱的時候，比如工作不順、失戀等，都會導致肝氣鬱結。肝主疏泄，一旦它失去條達，鬱久就會化熱，灼傷陰血，進而導致面部氣滯血瘀、絡脈淤滯，引起黃褐斑。

有的人過食肥甘厚味，或者總是透支自己的體力，久而久之就損傷了脾胃。脾是後天之本，氣血生化之源，它失健運後，氣血就會出現虧虛，不能上榮於面，就會使運化不了的食物在體內濕積化熱，滯於肝脾，脈絡阻塞於面，引發黃褐斑。

另外，腎陰不足，陰液不能上榮，虛火上熏於面，燥結成斑；或腎陽不足，不能溫養經脈，寒凝血滯，從而引發黃褐斑，這樣的斑顏色暗黑。產後和更年期的黃褐斑，多與腎虧有關。

當然，日光曝曬、電腦與日光燈輻射等環境異常的因素，自然衰老及長期慢性病，也會引起黃褐斑。但這些都是外因，真正內因還在於體內氣血的失調。

祛黃褐斑補氣血方

注：本方案僅供參考，應根據個人情況遵醫囑選擇使用。

食材

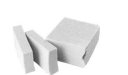 豆腐
 豆芽
 柿餅
 番茄

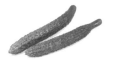 黃瓜
 山楂
 奇異果
 柳丁

取穴

 心俞
 膈俞
 肝俞
 脾俞

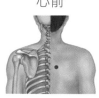 心俞
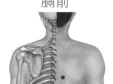 膈俞
 肝俞
 脾俞

中草藥

 當歸
 百合
 白芍
 茯苓

*中成藥

 鹿胎歸白丸
 鹿胎膠囊
 逍遙丸
 六味地黃丸

* 以上中成藥僅在中國大陸地區流通販售，本繁體中文版為忠實呈現石晶明醫師專業建議，故仍依原書製作並保留該部分資訊，僅供本書讀者參考，讀者若有發現相同或類似品名中成藥，仍須經醫師處方指示使用。

常按脾俞、肝俞、腎俞、心俞

1. 用手指指腹依次按摩脾俞、肝俞、腎俞、心俞、合谷、足三里（見第 126 頁）、三陰交（見第 126 頁），每次可任選 3~5 個穴位，每個穴位按摩 3~5 分鐘。此方法適合任何類型的黃褐斑患者。

2. 兼有血瘀的患者，在前面穴位的基礎上，加按血海、膈俞；兼有痰濁阻滯的患者，加按豐隆（見第 126 頁），按摩手法可加重，按摩時間也可適當延長。

3. 久病或年老的體虛患者，可以加按氣海，手法要輕柔，所選穴位和按摩時間都應適當縮減。

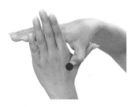

合谷

在手背，第 1、第 2 掌骨之間，約平第 2 掌骨中點處。

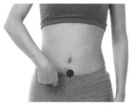

氣海

在下腹部，臍中下 1.5 寸，前正中線上。

血海

在大腿前區，髕底內側端上 2 寸，大腿內側肌隆起處。

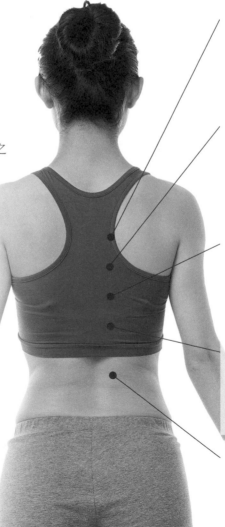

心俞

在脊柱區，第 5 胸椎棘突下，後正中線旁開 1.5 寸。

膈俞

在脊柱區，第 7 胸椎棘突下，後正中線旁開 1.5 寸。

肝俞

在脊柱區，第 9 胸椎棘突下，後正中線旁開 1.5 寸。

脾俞

在脊柱區，第 11 胸椎棘突下，後正中線旁開 1.5 寸。

腎俞

在脊柱區，第 2 腰椎棘突下，後正中線旁開 1.5 寸。

3款祛斑的食譜

總的原則是多喝水、多吃蔬菜和水果，經常攝入富含維生素 C 的食物，如柿子、柳丁、山楂等。應避免吃刺激性的食物，尤其是咖啡、可樂、香菸、酒等，以免加速皮膚老化。也要養成良好的生活習慣，儘量不要熬夜。

柿餅

每天吃 1~2 個柿餅。柿子能潤心肺、祛惡斑，其祛斑的效果非常明顯。不過，需要長期堅持才有效（有結石的人不宜長期吃）。適用於任何類型的黃褐斑。

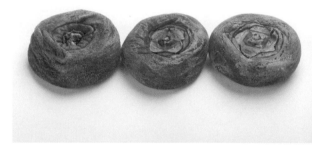

牛奶桃核飲

取桃仁、核桃仁各 100 克，用錘子搗碎或用刀切碎，備用。鍋中加牛奶，大火煮開後，打入 1 個雞蛋，將核桃仁碎和桃仁碎慢慢倒入牛奶中，邊攪拌邊倒入。然後，轉小火，將牛奶煮成糊狀即可。最好選用純牛奶來製作此款飲品。適用於肝腎不足的黃褐斑患者。

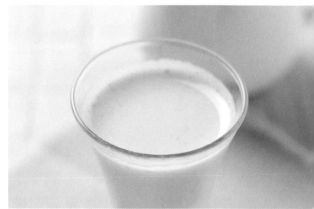

果汁飲

取新鮮的山楂、葡萄、雪梨、柳丁各等份，分別洗淨。將山楂、葡萄去籽，雪梨去皮去核，切塊，柳丁去皮。將所有的水果都放入榨汁機中，加適量的水，一起榨汁即可。適用於任何類型的黃褐斑。

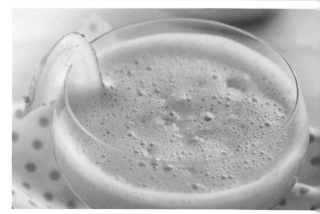

更年期症候群 氣血足則不適少

更年期女性由於下視丘-垂體-性腺回饋軸功能出現異常，雌激素水準下降，促性腺激素分泌過多，從而引起神經內分泌功能紊亂，出現一系列的不適感，統稱為更年期症候群。

辨證治病

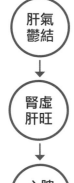

肝氣鬱結　情緒抑鬱，欲哭喜歡息，心悸膽怯，坐臥不寧，胸脅、乳房脹痛，月經紊亂。舌紅，苔薄，脈弦細

腎虛肝旺　頭暈頭痛，耳鳴，五心煩熱，烘熱汗出，急躁易怒，心悸失眠，月經紊亂，腰腿酸軟。舌紅，苔薄黃，脈細弦數

心脾兩虛　心悸不寐，恍惚健忘，表情淡漠，倦怠乏力，納呆食少，或見經血淋漓不盡。舌淡，苔白，脈細

腎陰陽兩虛　頭昏目花，耳鳴健忘，腰膝酸軟，形寒惡熱，月經閉止，性欲減退。舌淡紅，苔薄，脈沉細無力

更年期症候群：氣血失調到臟腑功能紊亂

中醫認為，腎主生殖。女性進入更年期後，氣血漸虛，特別是腎氣明顯趨於衰退，月經減少進而絕經，生殖功能降低進而消失。這一過程是女性正常的生理變化。如果更年期女性身體原本就氣血虛，或受生活環境因素及經、孕、產、乳等生理因素的影響，不能適應此過程，氣血失調，臟腑功能紊亂，則會出現各種更年期症狀。

更年期的不適症狀在身體各個系統都有表現。如精神系統有失眠、煩躁、焦慮、記憶力減退、情緒敏感，甚至易怒、易哭、易笑；心血管系統有心悸、心慌，血壓偏高或不穩；消化系統有飲食無味、食欲不振、腹脹、腹瀉或便秘；泌尿系統：夜尿頻多、尿頻不適等。

更年期女性補氣血方

醫師簽名
石晶明

注：本方案僅供參考，應根據個人情況遵醫囑選擇使用。

食材

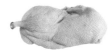 鴨肉

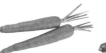 黑木耳

胡蘿蔔

 絲瓜

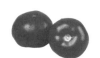 番茄

 黃豆

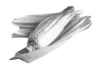 玉米

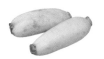 蓮藕

取穴

 心俞

 肝俞

 脾俞

 期門

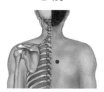 心俞

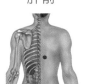 肝俞

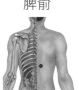 脾俞

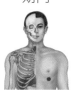 期門

中草藥

 當歸

 茯苓

 枸杞

 菊花

*中成藥

 加味逍遙丸

 麥味地黃丸

 杞菊地黃丸

 女珍顆粒

* 以上中成藥僅在中國大陸地區流通販售，本繁體中文版為忠實呈現石晶明醫師專業建議，故仍依原書製作並保留該部分資訊，僅供本書讀者參考，讀者若有發現相同或類似品名中成藥，仍須經醫師處方指示使用。

常按肝俞、脾俞、心俞、期門

選取肝俞、脾俞、心俞、期門、太衝（見第148頁）、三陰交（見第126頁）、神門、內關，每次任選 3~5 個穴位。用輕柔的手法，用點按法或一指禪法交替按摩。每次按摩 20~30 分鐘，隔天按摩 1 次。任何更年期女性都可以採用此法按摩。

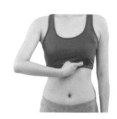

期門

在胸部，乳頭直下，第 6 肋間隙，前正中線旁開 4 寸。

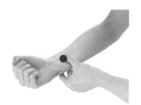

內關

在前臂前區，腕掌側遠端橫紋上 2 寸，掌長肌腱與橈側腕屈肌腱之間。

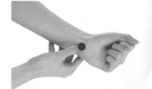

神門

在腕前區，腕掌側遠端橫紋尺側端，尺側腕屈肌腱的橈側凹陷處。

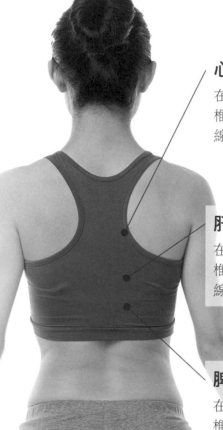

心俞

在脊柱區，第 5 胸椎棘突下，後正中線旁開 1.5 寸。

肝俞

在脊柱區，第 9 胸椎棘突下，後正中線旁開 1.5 寸。

脾俞

在脊柱區，第 11 胸椎棘突下，後正中線旁開 1.5 寸。

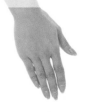

3款適合更年期女性的食譜

更年期女性飲食總的原則是「三高」和「三低」。「三高」即高蛋白（如肉類、雞蛋）、高鈣質（如牛奶、豆製品、海產品等）、高維生素（如各種蔬果），「三低」即低脂、低糖、低鹽。

百合蓮子羹

取百合 50 克，蓮子 20 克。將兩者洗淨後清燉，喝湯、吃蓮子，具有補肺安神、養脾潤燥的功效，適合脾虛肝旺的更年期女性。

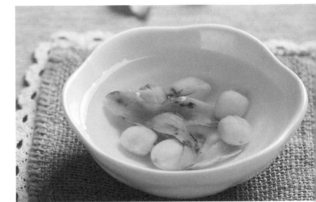

枸杞桑葚飲

取新鮮的枸杞、桑葚各 50 克。將枸杞、桑葚分別洗淨，一起放入榨汁機中打汁。長期飲用，有補益肝腎、清降虛火的作用，適合肝腎虧虛的更年期女性。

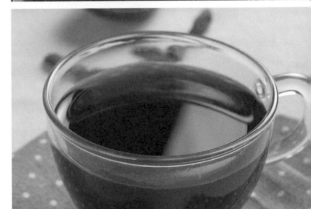

二地當歸粥

取生地、熟地各 20 克，當歸 15 克，黑米 100 克。將所有材料洗淨後，加適量的清水，一起煮粥。長期食用，能夠滋陰養血、健脾調經，適合陰虛的更年期女性。

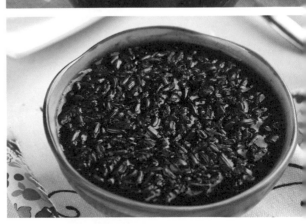

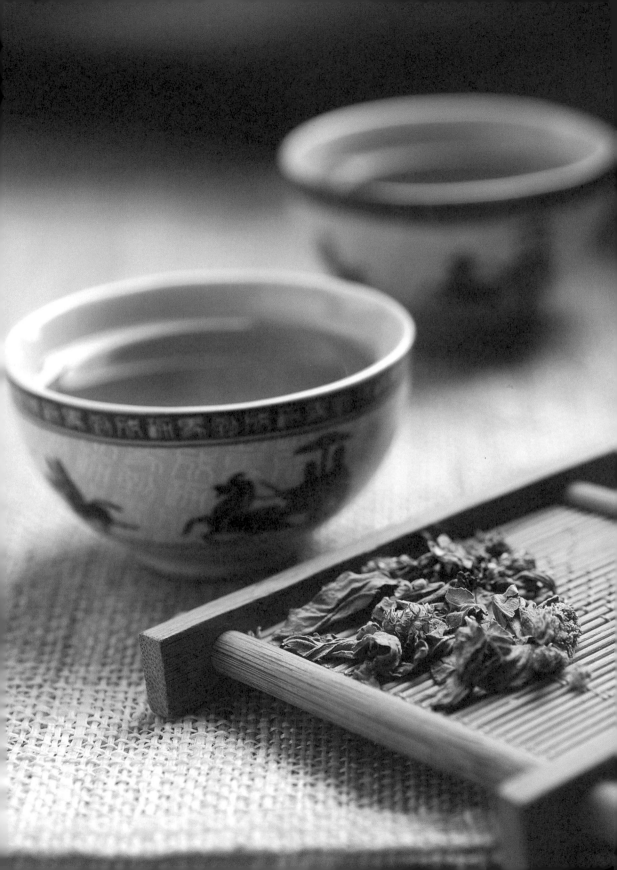

捌

氣血充沛，
身體健康，
才稱得上
男子漢

性功能障礙 氣血足，男性不再「英雄氣短」

性功能障礙指不能進行正常的性行為，或在正常的性行為中不能獲得滿足。性功能障礙是極為常見的男性疾病，但它對男性心理造成的傷害卻比其他男性疾病更大，嚴重地打擊了男性的自尊心。

辨證治病

肝氣鬱結 陽痿、遺精等症狀隨著情緒波動而變化，伴有脅脹、急躁、易怒、口乾、口苦，甚至目睛紅徹，外陰有不適，舌質偏紅，苔黃膩、乾膩，脈弦數

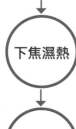

下焦濕熱 性功能障礙多因喝酒、過食辛辣等原因加重，陰部略有灼熱、瘙癢，或伴有胸脘痞悶，肢體困頓，舌偏紅、苔黃膩，脈滑數

脾腎不足 陽痿、遺精，甚至滑精，伴有腰膝酸軟，頭暈耳鳴，記憶力減退，舌淡苔薄、微膩，脈沉細

性功能障礙：腎氣不足、肝失疏泄、脾氣虛弱、濕熱蘊積

　　一提到性功能障礙，很多人都覺得是腎氣不足。其實不然，引起性功能障礙的原因很多，腎氣不足只是其中的一種。一般表現為腰膝酸軟、怕冷、大便溏薄等症，像這樣的患者才需要補腎。

　　肝失疏泄也是一種原因。工作壓力大、精神緊張、情緒抑鬱等因素，都會使得肝氣鬱結，進而使得肝失疏泄。體內的氣機不暢，血達不到宗筋，就會引發一系列的性功能障礙。

　　它跟脾的關係也很密切。大家知道，脾是氣血生化之源。脾氣虛弱了，氣血供應不足，宗筋失養、作強無力。思慮過度最傷脾，要盡量避免。

　　此外，很多男性應酬很多，經常不是肥膩大餐，就是抽菸喝酒，殊不知這些食物最能生濕生熱。久而久之，體內就像桑拿房似的又濕又熱，濕熱蘊積下焦，也會引發各種性功能障礙。

性功能障礙者補氣血方

醫師簽名
石晶明

注：本方案僅供參考，應根據個人情況遵醫囑選擇使用。

食材

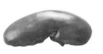
豬腰

羊肉

山藥

薏仁

雞蛋

番茄

山楂

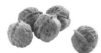
核桃

取穴

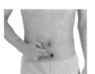
氣海

關元

中極

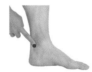
太溪

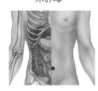
氣海

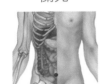
關元

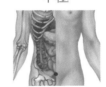
中極

太溪

中草藥

枸杞

地黃

茯苓

當歸

*中成藥

右歸丸

金匱腎氣丸

六味地黃丸

參茸鞭丸

* 以上中成藥僅在中國大陸地區流通販售，本繁體中文版為忠實呈現石晶明醫師專業建議，故仍依原書製作並保留該部分資訊，僅供本書讀者參考，讀者若有發現相同或類似品名中成藥，仍須經醫師處方指示使用。

常按太溪、湧泉、腎俞、氣海

1. 用手指指腹依次按摩太溪、湧泉，每個穴位按摩 3~5 分鐘，左右腳的穴位輪流按摩。長期堅持，能夠補腎壯火、培元固本。
2. 用手指指腹依次按摩脾俞（見第 126 頁）、腎俞（見第 126 頁）、關元、氣海、中極，手法要輕柔，可以輕按，也可以輕摩。按摩的時候，四肢的酸脹感會向會陰方向傳導、擴散。

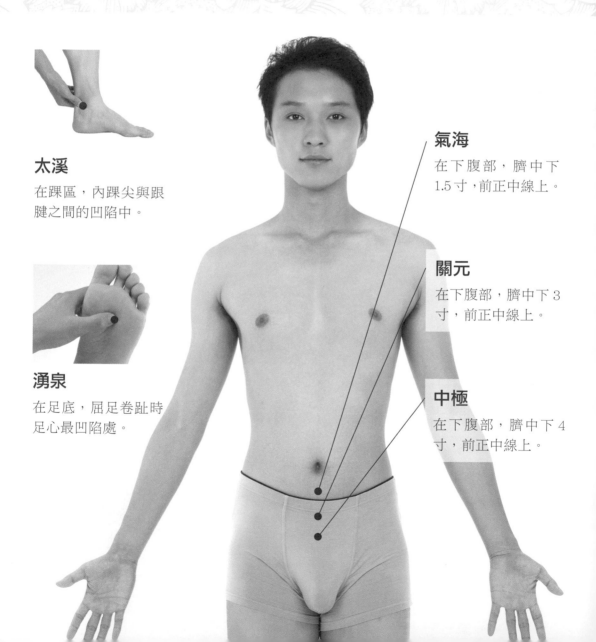

太溪

在踝區，內踝尖與跟腱之間的凹陷中。

湧泉

在足底，屈足卷趾時足心最凹陷處。

氣海

在下腹部，臍中下 1.5 寸，前正中線上。

關元

在下腹部，臍中下 3 寸，前正中線上。

中極

在下腹部，臍中下 4 寸，前正中線上。

3款補脾益腎食譜

性功能障礙患者應多食補腎氣的食物，如山藥、豬腰；多食健脾的食物，如百合、茯苓等。多補充維生素 A、維生素 C、維生素 E，多吃新鮮蔬菜和水果。不宜飲酒，應少吃辛辣刺激食物，特別是過鹹和過油膩的食物，飲食要清淡。

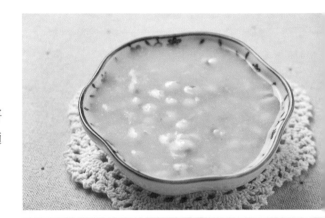

山藥薏仁粥

取山藥、薏仁各 50 克。將山藥洗淨去皮，切塊；薏仁洗淨後浸泡 2 小時，備用。將兩種材料放入鍋中，加水，一起煮粥。適合濕熱型性功能障礙患者。

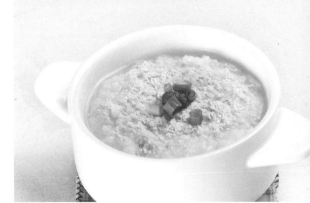

茯苓百合芡實粥

取土茯苓、百合、芡實、粳米各 30~50 克。將所有材料洗淨後，放入鍋中，加水，一起煮粥，粥熟後撒上蔥花即可。適合脾虛型性功能障礙患者。

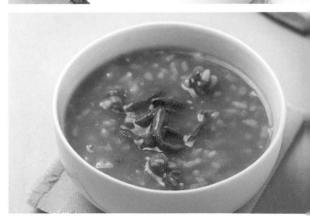

核桃豬腰粥

取核桃 3 個，豬腰 1 對，粳米 100 克。核桃去殼取仁；粳米洗淨；豬腰去臊腺，洗淨切細條，加料酒、薑片醃製 30 分鐘。將粳米、核桃仁放入鍋內，加水煮沸，然後放入豬腰，小火熬煮至粥熟，加鹽調味即成。適合腎虛導致的性功能障礙。

前列腺疾病 ^{與下焦}
濕、熱、寒、瘀有關

前列腺增生和前列腺炎是男性前列腺的常見疾病。前列腺增生，患病人群多為 60 歲以上的男性；前列腺炎，在 50 歲以下的男性中最為常見，是由於前列腺中的一部分血液長時間存留在前列腺腺體內，使氣血運行不暢導致的。

辨證治病

實證

痰瘀阻滯：影像上偏大，觸診時偏硬，下腹腰骶部墜痛、刺痛，小便不暢，腹部痞脹不適，舌苔厚膩，舌質暗紫且帶瘀斑、瘀點，脈沉滑弦澀

下焦濕熱：前列腺腫大、壓痛明顯，甚至有膿液，尿頻尿痛明顯，小便混濁或微黃，尿道有灼熱感，會陰部疼痛、發脹，腹股溝潮濕；伴有下肢酸沉，口氣較重，口渴不喜飲，舌質略紅、苔黃膩，脈滑數

虛證

脾腎兩虛：小便清長、無力，或時有小便失禁，腰膝酸軟，或伴有陽痿早洩，四肢欠溫，舌質淡、苔白或微膩，脈沉細

前列腺疾病：下焦濕、熱、寒、瘀所致

　　男性以腎為本，其病位多在下焦，而且濕性黏滯、重濁，不僅會阻礙氣機，還易傷陽氣。其症狀常表現為小便不暢，尿末滴白，下腹、生殖器等部位脹痛等。

　　我們人體內的濕氣最容易和熱相結合，濕熱交蒸是前列腺疾病一個最重要的病機。體內一旦熱了，就易灼傷津液，進而壅滯氣機。下焦濕熱的表現為尿頻、尿痛、尿急、小便黃少淋濁、瘙癢、熱痛等。

　　如果出現小腹脹痛、睪丸墜脹、陰冷、陽痿、早洩、精液清冷等症，說明該疾病是由寒氣所致。這些寒是從哪兒來的呢？一方面是氣候環境寒冷、過食生冷等外部原因；另一方面，是患者本身脾腎兩虛的原因，脾陽和腎陽不足以溫煦身體。

　　此外，前列腺疾病跟「瘀」也有關，這樣的患者往往會出現局部的疼痛不適，痛處固定、不移，且以脹痛、刺痛為主。久站、久坐、抑鬱、生氣等原因，都可能導致氣血不暢，進而引發氣血淤滯。

前列腺患者補氣血方

注：本方案僅供參考，應根據個人情況遵醫囑選擇使用。

食材

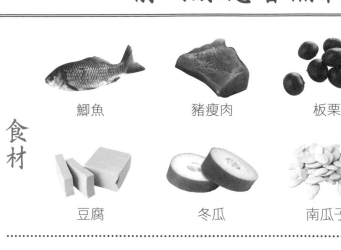

鯽魚　　　　豬瘦肉　　　　板栗　　　　黃豆

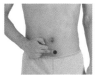 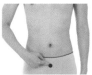

豆腐　　　　冬瓜　　　　南瓜子　　　　蘋果

取穴

氣海　　　　中極　　　　氣衝　　　　衝門

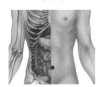 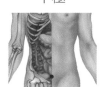 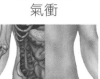 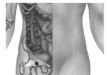

氣海　　　　中極　　　　氣衝　　　　衝門

中草藥

車前草　　　　當歸　　　　黨參　　　　甘草

*中成藥

   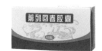

前列舒樂膠囊　　補中益氣丸　　前列舒樂片　　前列回春膠囊

* 以上中成藥僅在中國大陸地區流通販售，本繁體中文版為忠實呈現石晶明醫師專業建議，故仍依原書製作並保留該部分資訊，僅供本書讀者參考，讀者若有發現相同或類似品名中成藥，仍須經醫師處方指示使用。

常按中極、曲骨、衝門、氣衝

1. 下腹部和腰骶部按摩：選取中極、曲骨、衝門、氣衝，用手指指腹點按，或用手掌摩抹，每個穴位按摩 3~5 分鐘。此法適合任何類型的前列腺疾病患者。
2. 實證的患者從下向上，虛證的患者從上向下。重點按摩三陰交、陰陵泉（見第 126 頁）、蠡溝，用拇指指腹依次點按 3~5 分鐘。
3. 肝腎虧虛的患者，在「1」的基礎上，加按脾俞（見第 126 頁）、腎俞（見第 126 頁）、氣海；瘀血阻滯的患者，加按血海、膈俞（見第 126 頁）。每個穴位按摩 3~5 分鐘。

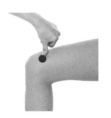

血海

在大腿前區，髕底內側端上 2 寸，大腿內側肌隆起處。

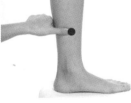

蠡溝

在小腿內側，內踝尖上 5 寸，脛骨內側面的中央。

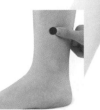

三陰交

在小腿內側，內踝尖上 3 寸，脛骨內側緣後際。

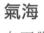

氣海

在下腹部，臍中下 1.5 寸，前正中線上。

中極

在下腹部，臍中下 4 寸，前正中線上。

曲骨

在下腹部，恥骨聯合上緣，前正中線上。

氣衝

在腹股溝區，恥骨聯合上緣，前正中線旁開 2 寸，動脈搏動處。

衝門

在腹股溝區，腹股溝斜紋中，髂外動脈搏動處的外側。

3款防治前列腺的食譜

前列腺炎患者應多飲水；飲食宜清淡，多吃含鋅較多的食物，如牡蠣、魚肉、蘋果等；不宜食用辛辣燥熱製品。前列腺增生患者應平衡膳食，補充優質蛋白質，適量多食鯽魚、豆類及其製品；要多吃新鮮蔬菜水果；不宜飲烈性酒，少食辛辣食品。

車前草茶

取車前草100克，竹葉心、生甘草各10克，分別洗淨；黃片糖適量。先將車前草、竹葉心、生甘草放進砂鍋內，加適量清水，用中火煮40分鐘，再放入黃片糖，稍煮片刻即可。可清熱利尿、活血化瘀。

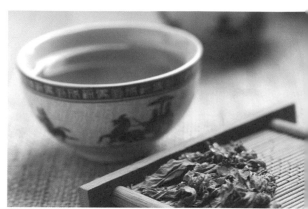

竹筍鯽魚湯

取竹筍100克，鯽魚1條，薑片、蔥段、鹽各適量。竹筍去皮切片；鯽魚處理好，洗淨，備用。將竹筍與鯽魚一起放入砂鍋，加薑片、蔥段，加水煮沸後再改小火燉半小時，加鹽調味即可。可以益氣、清熱，適合前列腺炎患者。

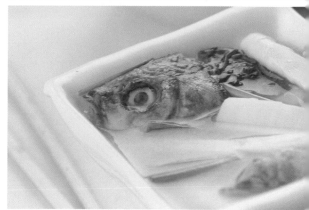

胡蘿蔔蘋果汁

取胡蘿蔔半根，洗淨，去皮切塊；蘋果1個，洗淨，去皮去核，切成小塊。把胡蘿蔔塊和蘋果塊放入榨汁機中榨汁即可。可保護前列腺，防治前列腺炎。

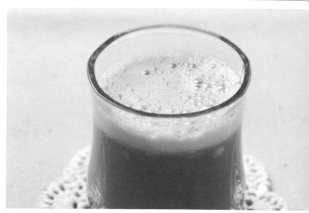

調好肝脾腎 氣血充盈防衰老

古人有句俗話：「有陽氣則健，無陽氣則衰。」所以男性衰老的主要表現就是脾腎陽虛。但是光護衛陽氣還不夠，如果血液、津液缺少的話，同樣會影響男性的身體健康。因此，男性要重補氣，兼補血，關鍵就是調理好肝、脾、腎。

辨證治病

 脾胃虛弱　精神困倦，四肢軟弱，氣短懶言，頭昏自汗，食欲不佳，胃脘隱痛，便溏腹瀉，舌質淡、苔白，脈緩無力

 肝氣鬱結　情志抑鬱，急躁易怒，面紅目赤，脅肋灼痛，口苦，舌苔黃，脈弦數

 腎臟虧虛　形寒肢冷，陽痿，遺精，早洩，伴有頭暈、眼花、耳鳴，小便清長、夜尿頻多或點滴不下，大便溏薄、五更瀉

男性衰老：肝氣鬱結、腎氣漸衰、脾胃之氣不足

　　中醫上有這麼一種說法，男性的根本在於肝和腎。肝主筋，人的運動能力靠筋，又稱為「筋力」。因肝主筋，又主藏血，所以肝為人體運動能力的發源地。男性有沒有力氣首先與肝相關。另外，肝經循行於陰器附近，所以肝氣鬱結時，會出現以性功能下降或障礙為主要表現的疾病。

　　人體五行當中，肝為木、腎為水，水能生木，因此最根本的還是腎。男性以腎為先天，以精為本。假如腎氣漸衰的話，性腺就會逐漸萎縮，就可能出現一些性功能障礙。因此，中醫提倡養腎要側重養精蓄銳。

　　脾胃為後天之本，保護好脾胃之氣，才能預防各種疾病。另外，脾主肌肉，脾胃好才會有健壯的肌肉。如果脾腎不好，精微物質不能被完全吸收，肌肉就會缺乏健康、彈性。

補肝脾腎氣血方

醫師簽名
石晶明

注：本方案僅供參考，應根據個人情況遵醫囑選擇使用。

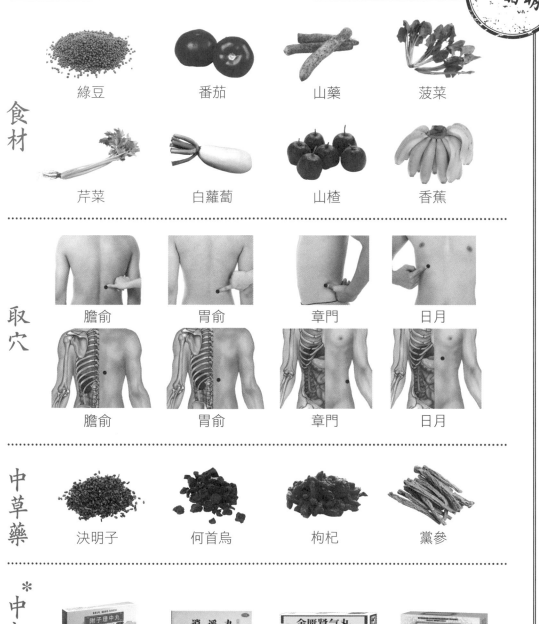

食材
綠豆　番茄　山藥　菠菜
芹菜　白蘿蔔　山楂　香蕉

取穴
膽俞　胃俞　章門　日月
膽俞　胃俞　章門　日月

中草藥
決明子　何首烏　枸杞　黨參

＊中成藥

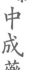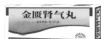
附子理中丸　逍遙丸　金匱腎氣丸　人參歸脾丸

＊ 以上中成藥僅在中國大陸地區流通販售，本繁體中文版為忠實呈現石晶明醫師專業建議，故仍依原書製作並保留該部分資訊，僅供本書讀者參考，讀者若有發現相同或類似品名中成藥，仍須經醫師處方指示使用。

日常的穴位保健法

1. 健運脾胃：選取手三里、脾俞、胃俞、章門，用手指指腹依次按摩，每個穴位按摩 3~5 分鐘。或者用艾條溫灸，每個穴位灸 5 分鐘。
2. 疏肝理氣：選取期門（見第 168 頁）、日月、肝俞、膽俞，用手指指腹依次按摩，按摩的力度可適當加重，每個穴位按摩 3~5 分鐘。
3. 補腎益精：用手指指腹依次按摩關元（見第 174 頁）、氣海（見第 174 頁）、腎俞，每個穴位按摩 3~5 分鐘。

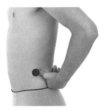

章門

在側腹部，第 11 肋游離端的下際。

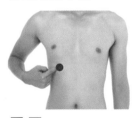

日月

在胸部，第 7 肋間隙，前正中線旁開 4 寸。

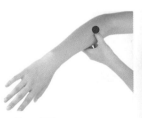

手三里

在手臂側面，肘橫紋下 2 寸處。

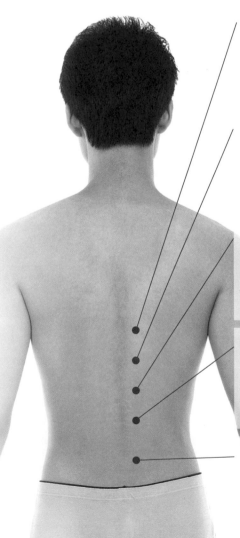

肝俞

在脊柱區，第 9 胸椎棘突下，後正中線旁開 1.5 寸。

膽俞

在脊柱區，第 10 胸椎棘突下，後正中線旁開 1.5 寸。

脾俞

在脊柱區，第 11 胸椎棘突下，後正中線旁開 1.5 寸。

胃俞

在脊柱區，第 12 胸椎棘突下，後正中線旁開 1.5 寸。

腎俞

在脊柱區，第 2 腰椎棘突下，後正中線旁開 1.5 寸。

3款保護陽氣的食譜

男性強健與否，在很大程度上取決於陽氣是否旺盛。因此，男性在飲食上要注意護衛陽氣。過寒涼、過苦、過酸的食物要少吃，肥甘厚味的食物也要少吃；避免飲酒、抽菸、喝濃茶等不良習慣；不要不吃早飯、暴飲暴食。護衛陽氣要養成良好的飲食習慣。

黑芝麻核桃粥

取黑芝麻30克，粳米100克，核桃仁適量。將粳米淘淨；黑芝麻在熱鍋內炒熟，研成末。粳米放入鍋中，加適量水，大火煮沸後，加入核桃仁轉小火熬煮至粥熟，撒上熟黑芝麻末即成。尤其適合肝氣不足者。

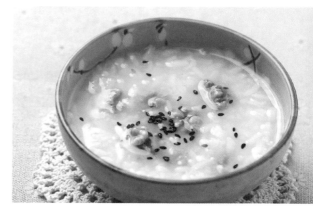

桂圓枸杞茶

桂圓8個，取肉；枸杞適量。將桂圓肉、枸杞洗淨，用沸水沖泡。有補氣補血的功效，適合脾胃虛弱者。

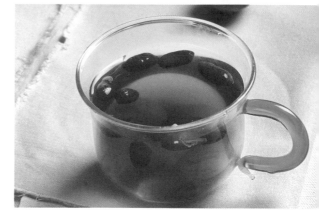

肉蓯蓉羊肉粥

肉蓯蓉30克，羊肉200克，粳米50克，薑片、鹽各適量。肉蓯蓉煎煮取汁液；羊肉洗淨切絲；粳米洗淨。將羊肉絲、粳米、薑片放入鍋中，加煎煮汁液和適量水，熬煮成粥，加鹽調味即成。尤其適合腎虛患者。

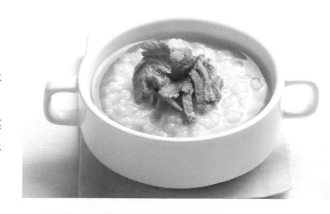

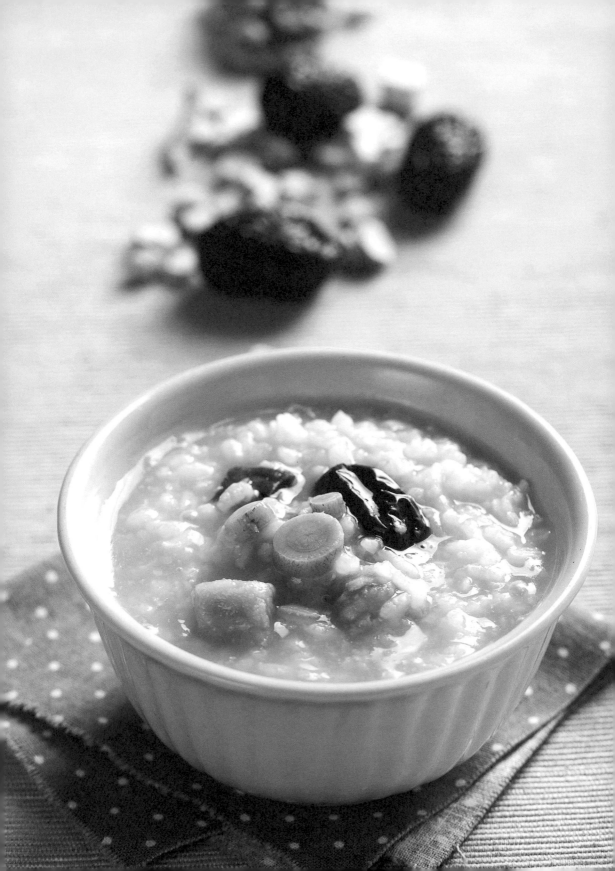

玖

媽媽，有調
爸爸意也不
輕大孩血
年莫小氣

小兒反覆感冒 補益肺脾之氣

小兒感冒是風邪侵襲引起的外感疾病，現代醫學稱之為呼吸道感染。感冒一年四季均有發生，以冬春氣候變化時發病率最高。營養不良、佝僂病、貧血的小兒由於抗病能力低下，更易感染發病。

辨證治病

脾肺兩虛

反覆的呼吸道感染、咽喉部疼痛或鼻塞流涕，或伴有不同程度的發熱，或噴嚏連連，形體瘦弱或虛胖，面色萎黃或面色㿠白，指紋偏於淡白，舌質淡、苔薄，脈沉浮；部分超重的孩子容易出汗，懶於運動，動則症狀加重

小兒反覆感冒：從肺氣不足、脾失運化到抵抗力弱

小兒經常感冒的根源在肺和脾。中醫認為，肺主氣。肺氣能夠補益體表以抵抗外邪，促使小兒不易受寒氣或熱氣的侵襲。否則，衛外功能薄弱，就易反覆感冒。其實，肺氣就相當於現代醫學裡面的抵抗力，肺氣不足，說明小兒的抵抗力弱。

另外，小兒的脾常不足。如果父母的護理不當，吃得過多或過少、偏食或挑食等，都會導致脾胃虛弱。我們說，脾是氣血的化生之源，脾失去運化的能力後，進而就會導致肺氣不足，這樣孩子非常容易著涼或受熱，引發感冒，而且感冒遷延不愈。

風寒感冒和風熱感冒

風寒感冒是因風吹受涼而引起的感冒，是風寒之邪外襲、肺氣失宣所致，秋冬發生較多，症狀為流清水鼻涕、咳白痰、怕冷、渾身酸痛。治法應以辛溫解表為主，就是用性味辛溫的食物和藥物發散風寒，解除表證的治法。

風熱感冒是風熱之邪犯表、肺氣失和所致，多見於夏秋季。症狀為流黃鼻涕、咳黃痰、口乾、出汗、發熱重等。治法應以辛涼解表為主，就是用性味辛涼的食物和藥物發散風熱，解除表證的治法。

小兒感冒補氣血方

醫師簽名
石晶明

注：本方案僅供參考，應根據個人情況遵醫囑選擇使用。

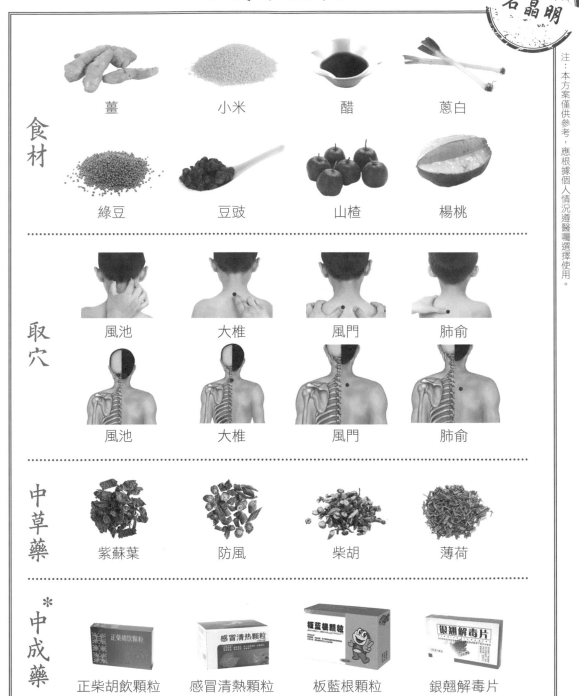

食材

薑　　小米　　醋　　蔥白

綠豆　　豆豉　　山楂　　楊桃

取穴

風池　　大椎　　風門　　肺俞

風池　　大椎　　風門　　肺俞

中草藥

紫蘇葉　　防風　　柴胡　　薄荷

*中成藥

正柴胡飲顆粒　　感冒清熱顆粒　　板藍根顆粒　　銀翹解毒片

* 以上中成藥僅在中國大陸地區流通販售，本繁體中文版為忠實呈現石晶明醫師專業建議，故仍依原書製作並保留該部分資訊，僅供本書讀者參考，讀者若有發現相同或類似品名中成藥，仍須經醫師處方指示使用。

常按肺俞、風池、外關、大椎

1. 選取肺俞、脾俞、章門（見第182頁）、氣海（見第178頁）、太淵、風池、風門，每次任選 3~5 個穴位，每個穴位按摩 2~3 分鐘，手法要輕柔。此法適合任何類型的感冒。不感冒的時候按摩，也有預防感冒的作用。

2. 受外邪侵襲後的感冒，在前面穴位的基礎上，加按合谷（見第164頁）、外關、大椎，每個穴位按摩 2~3 分鐘。

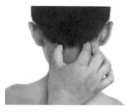

風池

在頸後區，枕骨之下，胸鎖乳突肌上端與斜方肌上端之間的凹陷中。

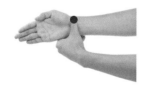

太淵

在腕前區，橈骨莖突與舟狀骨之間，拇長展肌腱尺側凹陷中。

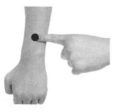

外關

在前臂後區，腕背側遠端橫紋上 2 寸，尺骨與橈骨間隙中點。

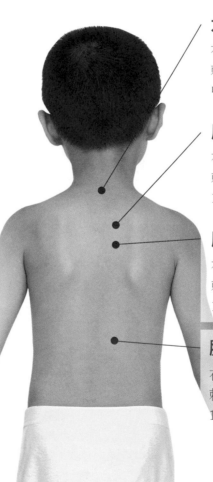

大椎

在脊柱區，第 7 頸椎棘突下凹陷中，後正中線上。

風門

在脊柱區，第 2 胸椎棘突下，後正中線旁開 1.5 寸。

肺俞

在脊柱區，第 3 胸椎棘突下，後正中線旁開 1.5 寸。

脾俞

在脊柱區，第 11 胸椎棘突下，後正中線旁開 1.5 寸。

3款防治感冒的食譜

總的來說，小兒感冒宜多吃蔬菜、水果，以促進食欲，幫助消化；脾胃氣虛宜吃黃耆、茯苓、黨參等。風寒感冒可多吃薑、蔥白、山楂等溫性的食物；風熱感冒宜吃薄荷、桑葉等涼性的食物。兩種類型的感冒都忌吃油膩食物。

蔥白粳米粥

取蔥白 5 根，粳米 50 克，米醋適量。蔥白洗淨，切小段；粳米洗淨。將粳米放入鍋中，加適量清水，大火煮沸。加入蔥白段，熬煮至熟，加米醋攪拌均勻即可。適用於風寒感冒的小兒。

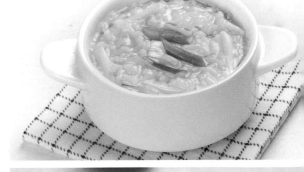

耆棗茯苓粥

取黃耆、核桃仁各 10 克，紅棗 10 個，茯苓 20 克，粳米 100 克。分別將上述材料洗淨，加適量清水，煮粥即可。適用於脾胃氣虛、易感冒的小兒。

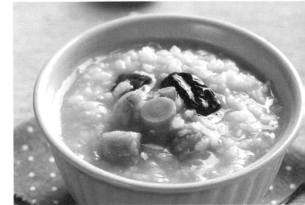

黨參山楂飲

取黨參 20 克，山楂 100 克。將山楂洗淨，去核，再將黨參水煎後，去渣取汁，與山楂一起放入榨汁機中榨汁，即可飲用。適用於較輕的氣虛兼有食積的易感冒小兒。

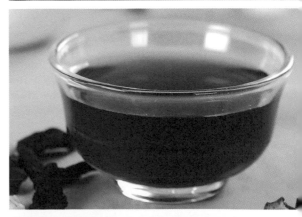

小兒厭食 脾胃之氣損傷所致

小兒厭食症是指小兒較長時期的食欲減退或消失、食量減少為主的症狀，並伴有嘔吐、食欲不佳、腹瀉、便秘、腹脹、腹痛和便血等，是常見的小兒疾病之一。長期厭食，氣血生化不足，容易引起營養不良、抗病能力減弱，也易引發其他疾病。如何有效治療小兒厭食症也成為家長最關心的問題。

辨證治病

 脾胃薄弱　食欲減退，或拒食，或進食後食物停滯在胃腸道不能消化，常伴有腹脹飽滿、腹痛、嘔吐，大便腥臭或稀或乾

小兒厭食：從脾胃薄弱到食欲低下

小兒厭食跟脾胃薄弱有很大的關係，脾主運化，吃進的食物運化不了，積滯體內，就會出現腹脹、食欲不佳，久而久之，腸胃也跟著出問題，反過來又影響了食欲。

有的孩子由於早產或其他原因，先天元氣不足，脾胃功能虛弱，也易發生厭食現象。

值得父母注意的是，不要總是過分擔憂孩子營養不夠或不夠胖，採用各種方法強迫孩子吃東西。長期如此，孩子會生出逆反心理，開始厭惡飲食，導致食欲低下。

另外，孩子不懂得衛生常識，容易感染寄生蟲，若蟲體繁殖過多，也會傷害脾胃，擾亂正常的消化吸收功能，這也是導致小兒厭食的一個因素。

治療小兒厭食症的用藥禁忌

小兒厭食一般不能過度用滋補藥，如人參、熟地、龜板……這些藥容易損胃傷脾，反而會加重小兒厭食。另外也不能用很多苦寒攻下的藥，如大黃、黃連、檳榔……這類藥也會損傷脾胃之氣。最好是選用一些藥性平和、藥味甘平、養胃運脾助運的中藥。

小兒厭食補氣血方

醫師簽名
石晶明

注：本方案僅供參考，應根據個人情況遵醫囑選擇使用。

食材

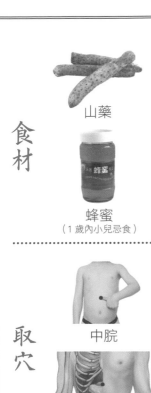

山藥　　白蘿蔔　　胡蘿蔔　　紅棗

蜂蜜
（1歲內小兒忌食）　　鳳梨　　山楂　　蘋果

取穴

中脘　　下脘　　腹結　　天樞

中脘　　下脘　　腹結　　天樞

中草藥

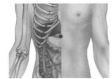
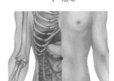
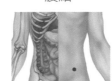
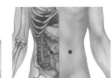

雞內金　　茯苓　　白朮　　神曲

*中成藥

健兒消食口服液　　小兒消積丸　　大山楂顆粒　　小兒喜食片

* 以上中成藥僅在中國大陸地區流通販售，本繁體中文版為忠實呈現石晶明醫師專業建議，故仍依原書製作並保留該部分資訊，僅供本書讀者參考，讀者若有發現相同或類似品名中成藥，仍須經醫師處方指示使用。

常按中脘、下脘、腹結、天樞

用手指指腹依次按摩中脘、下脘、腹結、天樞、大橫、上巨虛、足三里、痞根，手法要輕柔，每個穴位按摩 2~3 分鐘。此法適合所有的厭食兒童。

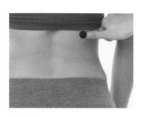

痞根

在腰區，橫平第 1 腰椎棘突下，後正中線旁開 3.5 寸。

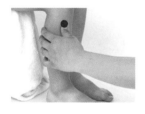

足三里

在小腿前外側，犢鼻下 3 寸，犢鼻與解溪連線上。

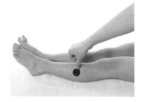

上巨虛

在小腿外側，犢鼻下 6 寸，犢鼻與解溪連線上。

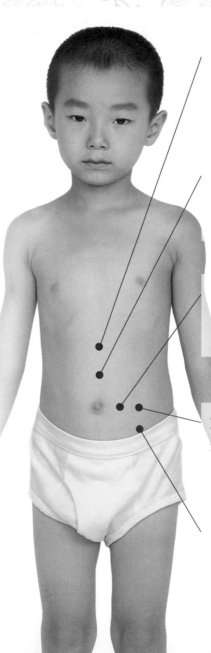

中脘

在上腹部，臍中上 4 寸，前正中線上。

下脘

在上腹部，臍中上 2 寸，前正中線上。

天樞

在腹部，橫平臍中，前正中線旁開 2 寸。

大橫

在腹部，臍中旁開 4 寸。

腹結

在下腹部，臍中下 1.3 寸，前正中線旁開 4 寸。

3 款開胃的食譜

家長們要注意，一次不能給孩子吃太多，否則脾胃承受不了，反而會造成孩子厭食。此外，家長要科學合理餵食，注意變換飲食的品種，葷素搭配，可讓孩子多吃一些含鋅量高的食物，如牡蠣、魚肉、蛋黃、豬肝等，從而有效預防小兒厭食。

山楂茯苓粥

取山楂 20 克，茯苓 15 克，粳米 50 克。將山楂洗淨，去核，切片；茯苓洗淨，用水煎煮，取汁液；粳米洗淨。將粳米、山楂片放入鍋中，加入茯苓汁液和適量清水，一起煮粥即可。適用於脾虛食積型的小兒厭食者。

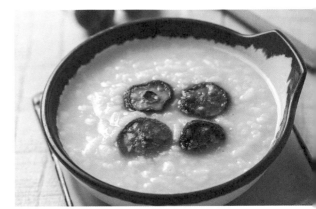

萊菔子神曲粥

取萊菔子、神曲各 15 克，粳米 50 克。將萊菔子和神曲用小紗布袋包好，放在鍋中，與粳米一起煮粥。最後，取出紗布袋，喝粥即可。適用於飲食積滯型的小兒厭食者。

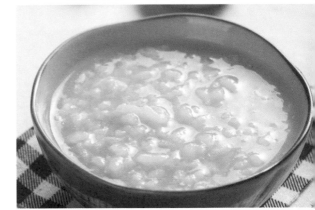

白蘿蔔蜂蜜飲

取白蘿蔔 1 根，蜂蜜適量。將白蘿蔔去皮，洗淨，切塊，加水煎煮 10 分鐘，取汁。在晾涼的白蘿蔔汁中，加入蜂蜜，即可飲用。適用於口乾、腹脹的小兒厭食者。1 歲以內的寶寶忌食蜂蜜。

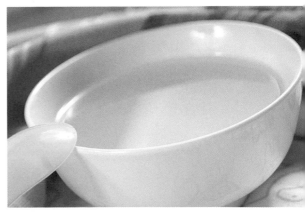

小兒腹瀉 從調理脾胃入手

腹瀉如同感冒發熱一般，是兒童時期發病率最高的疾病之一，尤其在秋末冬初季節發病比較頻繁。由於小兒脾胃功能發育不完善，而且身體的抵抗力較差，很容易引起腹瀉。

辨證治病

實證

寒瀉：大便清稀多沫，而且色淡不臭，伴有腸鳴腹痛，面色淡白，口不渴，小便色清，苔白膩，指紋色紅

熱瀉：急促而量多，大便稀黏，便味酸臭，或有泡沫，小便黃。常伴腹部脹痛，噁心，嘔吐，發熱，食欲不佳

傷食瀉：腹脹腹痛，便前哭鬧，大便酸臭，或見不消化食物，口臭氣促，食欲不佳，夜臥不安

虛證

脾虛瀉：面色發黃，疲倦無力，大便鬆散、不成形或次數多

小兒腹瀉：脾胃運化失調所致

　　孩子的脾胃就像冬天剛剛凍結的冰面，只有薄薄的一層，很脆弱，承受不住重的東西。這時候，如果突然改變飲食習慣，或吃了太多油膩、生冷或不潔的食物，或因為感冒而過熱或受涼，都會傷到脾胃，導致脾胃運化失調，氣血不足，從而引起腹瀉。

　　小兒腹瀉也有很多類型，過食生冷，或感受風寒後引起的腹瀉，中醫稱之為風寒型腹瀉；腸胃積熱，或外受暑濕引起的腹瀉，稱為濕熱型腹瀉；父母餵養不當，或吃得過多引起的腹瀉，稱為傷食型腹瀉；久病久瀉，或身體虛弱引起的腹瀉，稱為脾虛型腹瀉。當然，類型不同，保健治療的方法也就不同。

小兒腹瀉補氣血方

醫師簽名
石晶明

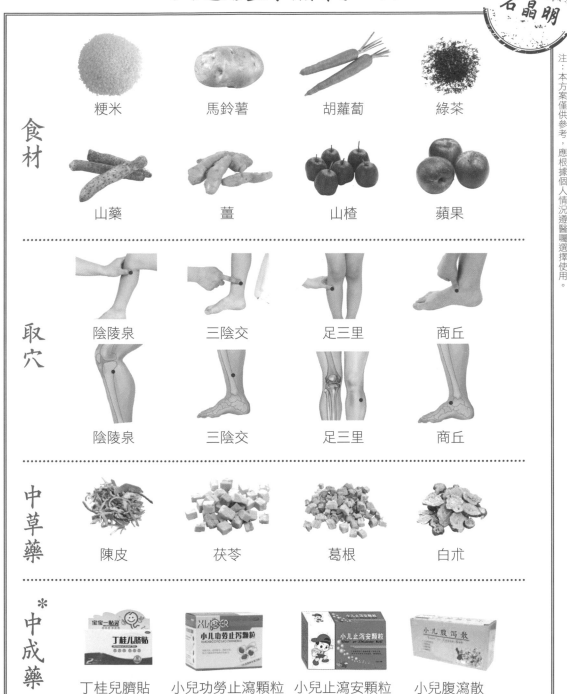

注：本方案僅供參考，應根據個人情況遵醫囑選擇使用。

食材
粳米　馬鈴薯　胡蘿蔔　綠茶
山藥　薑　山楂　蘋果

取穴
陰陵泉　三陰交　足三里　商丘
陰陵泉　三陰交　足三里　商丘

中草藥
陳皮　茯苓　葛根　白朮

＊中成藥
丁桂兒臍貼　小兒功勞止瀉顆粒　小兒止瀉安顆粒　小兒腹瀉散

＊ 以上中成藥僅在中國大陸地區流通販售，本繁體中文版為忠實呈現石晶明醫師專業建議，故仍依原書製作並保留該部分資訊，僅供本書讀者參考，讀者若有發現相同或類似品名中成藥，仍須經醫師處方指示使用。

常按三陰交、陰陵泉、商丘

1. 重點按摩三陰交、陰陵泉、商丘、足三里，每個穴位點按 1~2 分鐘。
2. 用單手的手指或手掌在腹部輕柔地畫圈，圈可以愈畫愈大，先逆時針畫 1~2 分鐘，再順時針畫 1~2 分鐘。畫圈的速度不要太快，否則易引起嘔吐。此法適合所有的腹瀉兒童。
3. 用中指輕輕地按揉小兒背部尾骨端，尤其是靠近長強的部位。力度不宜過重，時間 2~3 分鐘，以小兒感到舒服為度。此法適合所有的腹瀉兒童。

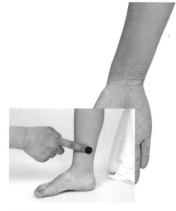

三陰交

在小腿內側，內踝尖上 3 寸，脛骨內側緣後際。

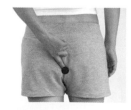

長強

在會陰區，尾骨下方，尾骨端與肛門連線的中心處。

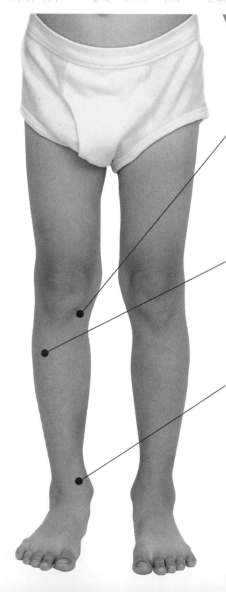

陰陵泉

在小腿內側，脛骨內側髁下緣與脛骨內側緣之間的凹陷中。

足三里

在小腿前外側，犢鼻下 3 寸，犢鼻與解溪連線上。

商丘

在踝區，內踝前下方，舟骨粗隆與內踝尖連線中點凹陷中。

3 款止瀉的食譜

小兒腹瀉的飲食原則是從稀到濃、少食多餐。當腹瀉症狀緩解，開始恢復正常進食時，要注意先餵流質食物，再從半流質過渡到餵軟飯，同時要分多餐餵食，每餐不可多食。不同症型的腹瀉可運用不同的飲食療法。比如寒瀉型可以在綠茶中加薑絲飲用；熱瀉型宜食用陳皮；傷食瀉可食用山楂；脾虛瀉宜食用茯苓、山藥、白朮等。

茯苓山藥白朮粥

取茯苓、山藥各 20 克，白朮 15 克，紅棗 2 個，粳米 50 克。將所有材料分別洗淨，山藥去皮，切塊；紅棗去核。所有材料一起放入鍋中，加適量清水，煮粥即可。適合脾虛有濕的小兒腹瀉患者。

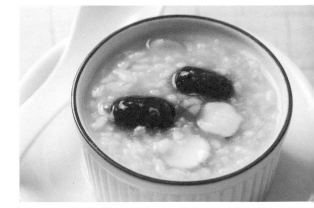

山楂麥芽飲

取山楂、麥芽各 15 克，分別洗淨，加適量清水，一起煎煮，代茶飲。適合傷食型小兒腹瀉者。

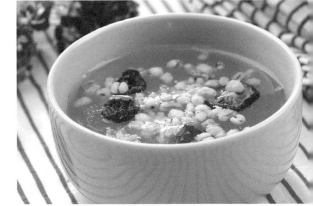

陳皮紅棗茶

取陳皮 10 克，紅棗 6 個，分別洗淨，放在鐵鍋內炒焦，然後將二味一起放入茶杯內，用開水悶 10 分鐘，飯後代茶飲。適合濕熱型的小兒腹瀉患者。

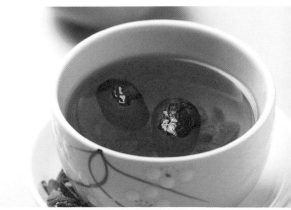

小兒哮喘 宣通肺氣是關鍵

哮喘也叫支氣管哮喘，很多人覺得只有老年人才會得哮喘病，其實哮喘病也是兒科常見的呼吸道疾病之一。小兒哮喘在春秋兩季的發病率較高，多數是由於氣候的驟變或環境中的過敏物引起的，在夜間和清晨發作的居多，往往病程很長。

辨證治病

實證

感受熱邪：痰鳴、氣粗、面色潮紅、咳聲也比較響亮，痰黃濁、難咯，大便乾結，煩躁不安，口渴，喜冷飲，指紋淡紅或暗紅，舌苔黃膩或厚膩

感受寒邪：咳嗽氣喘，痰清稀，面色暗灰，大便溏薄，四肢不溫、怕冷，指紋偏紅或暗紅，舌苔薄白

虛證

體質虛弱：多有咳喘頻作，咳痰稀薄，遇寒或失於養護時加重。形體偏瘦，面色無光澤，大便為條狀，指紋暗淡，舌質偏淡，舌苔灰白而嫩

小兒哮喘：肺、脾、腎三臟不足是內因

中醫認為，小兒哮喘主要的病因是肺、脾、腎三臟的不足。

人的肺屬於清虛之臟，裡面不能有雜物，加上小兒屬於「輕靈之體」，也就是發育還不完全，所以不能承受任何外邪的侵襲。突然降溫、飲食生冷等，都會使得肺部出現不適，引發哮喘。還有一些小兒體質天生就弱，脾腎兩虛，肺不納氣，外界環境稍有變化，哮喘就會發作。

當然這只是內因，外邪侵襲、飲食不當等這些外因也會直接引起哮喘。

中醫在治療上，注重的是改善體內環境，熱的要瀉熱，寒的要祛寒。所以，哮喘被分為熱型和寒型。針對偏熱的小兒，父母需要從宣肺平喘、清熱化痰入手；偏寒的小兒則需要祛寒宣肺、化痰平喘；對於體虛的小兒，則需要健脾補腎。

小兒哮喘補氣血方

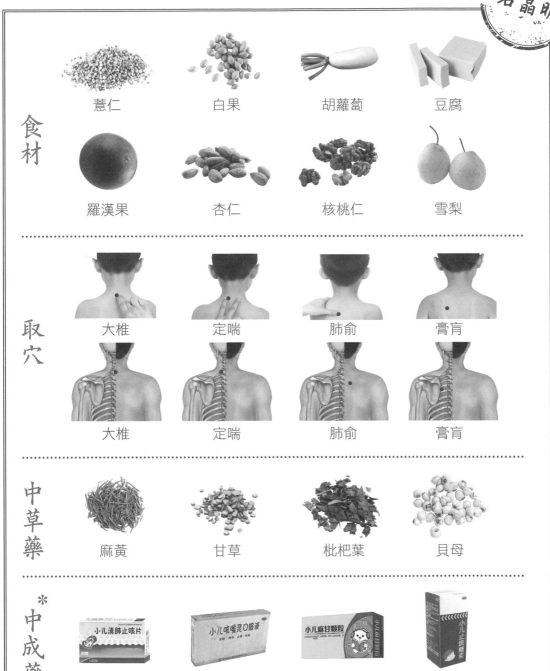

醫師簽名
石晶明

注：本方案僅供參考，應根據個人情況遵醫囑選擇使用。

食材
薏仁　白果　胡蘿蔔　豆腐
羅漢果　杏仁　核桃仁　雪梨

取穴
大椎　定喘　肺俞　膏肓
大椎　定喘　肺俞　膏肓

中草藥
麻黃　甘草　枇杷葉　貝母

*中成藥
小兒清肺止咳片　小兒咳喘靈口服液　小兒麻甘顆粒　小兒止咳糖漿

* 以上中成藥僅在中國大陸地區流通販售，本繁體中文版為忠實呈現石晶明醫師專業建議，故仍依原書製作並保留該部分資訊，僅供本書讀者參考，讀者若有發現相同或類似品名中成藥，仍須經醫師處方指示使用。

常按大椎、定喘、肺俞、下脘

1. 用手指指腹依次按摩膻中（見第 134 頁）、中府、天突、下脘（見第 192 頁）、肺俞，每個穴位按摩 3~5 分鐘，最好堅持每天按摩。此法適合所有的小兒哮喘患者。
2. 脾虛的孩子，在前面穴位的基礎上，加按脾俞、足三里（見第 126 頁）；腎虛的孩子，加按腎俞、志室、關元（見第 174 頁）；哮喘嚴重的孩子，加按定喘、大椎。按摩的時候，力度一定要輕柔，可以用手指指腹按壓，也可以按摩推動。

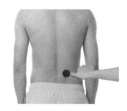

志室

在腰區，第 2 腰椎棘突下，後正中線旁開 3 寸處。

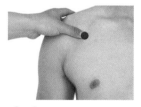

中府

在胸壁之外上部，平第 1 肋間隙，前正中線旁開 6 寸處。

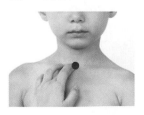

天突

在頸前區，胸骨上窩中央，前正中線上。

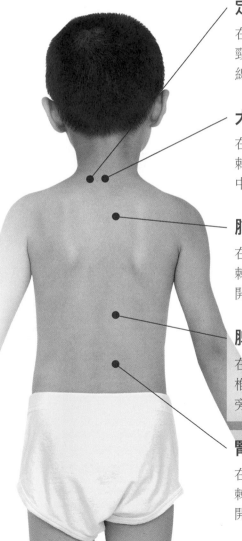

定喘

在脊柱區，橫平第 7 頸椎棘突下，後正中線旁開 0.5 寸。

大椎

在脊柱區，第 7 頸椎棘突下凹陷中，後正中線上。

肺俞

在脊柱區，第 3 胸椎棘突下，後正中線旁開 1.5 寸。

脾俞

在脊柱區，第 11 胸椎棘突下，後正中線旁開 1.5 寸。

腎俞

在脊柱區，第 2 腰椎棘突下，後正中線旁開 1.5 寸。

3款止咳平喘的食譜

小兒哮喘者應少吃油膩或過甜的食物，避免吃生冷食物。如對某些食物過敏就應忌口，以免哮喘發作。飲食要清淡，同時要多吃一些維生素含量高的食物，如一些新鮮水果蔬菜；也要多吃一些蛋白質含量高的食物；宜在烹飪時加入枇杷葉、貝母等中藥。

薑糖蔥飲

取薑3塊，蔥1根，紅糖15克。將薑和蔥洗淨，切好，與紅糖一起用小火共煮10分鐘即可。可以輔助治療由風寒感冒引起的哮喘。

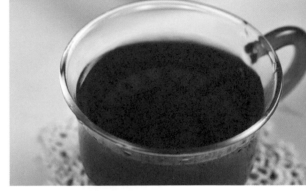

枇杷葉粥

取枇杷葉20克，粳米30克，冰糖10克。將枇杷葉用布包裹加水煮半小時，去渣留汁，加粳米煮粥，粥成後加冰糖。適用於小兒痰熱型哮喘。

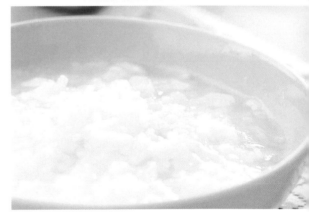

川貝雪梨膏

取川貝、杏仁、生石膏各20克，甘草10克，雪梨1個，冰糖適量。將杏仁、生石膏、甘草放入鍋中，煎煮取藥汁。雪梨洗淨，去皮，去核，搗爛；川貝敲碎。將梨糊、川貝碎、冰糖、藥汁裝入大碗中，放入蒸鍋，隔水蒸1小時即可。適用於風熱感冒引起的哮喘。

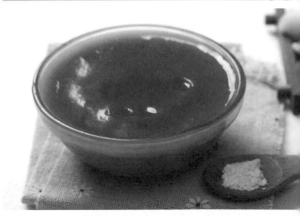

附錄——

順應四季變化調養氣血

春養肝，以充分調動氣血

　　到了春天，人體氣血從內臟向四肢調動，而肝是調動氣血的重要臟器，肝氣主生發，所以，春天的特點是肝氣易動。如果肝氣生發太過或不足，都容易損傷肝臟，因此春季護肝非常重要，此時如果傷了肝氣，就會降低適應夏天的能力。

養肝食物有哪些

　　春季養肝宜吃辛甘發散之品，且不宜吃酸收之味。五臟與五行關係中，酸味入肝，不利於陽氣的生發和肝氣的疏泄，因此，要吃柔肝養肝、疏肝理氣的食物，如菠菜、韭菜、竹筍、薺菜、甜椒、胡蘿蔔、青花菜、花椰菜、黃豆、芝麻、核桃、花生等。

「噓」字功可明目護肝

　　「噓」字功就是一個很重要的明目護肝之法。兩腳自然分開站立，採用腹式呼吸，用鼻吸氣，用口呼氣，吸氣時兩唇輕合，舌抵上鰐，呼氣時收腹、提肛，同時發出「噓」音。這個方法適宜早晚各做 1 次，天天堅持，練習時音調要柔細勻長，使氣呼盡，噓後調息時要閉目凝神。

多伸懶腰護肝臟

　　伸懶腰可以促進血液在體內的運行，活動肢體關節和肌肉，從而激發肝臟功能。同時，春天人易感到乏力，多伸懶腰還可解乏、提神。

養肝還需學制怒

　　人們常用「大動肝火」來形容生氣發怒的樣子，中醫認為，生氣易使肝鬱氣滯而致病。依據春季養肝的重要原則，就是要學會自我調控和駕馭情緒，減少與他人不愉快的紛爭，儘量避免情緒過於激動。要學會制怒，盡力做到心平氣和、樂觀開朗，使肝火熄滅，肝氣正常生發、順調。

　　春季，還可以開展一些適合時令的戶外活動，如散步、踏青、打球、打太極拳等，既能使人體氣血通暢，促進吐故納新，強身健體，又可怡情養肝，達到護肝保健的目的。

夏養心，促進氣血運行

　　中國人習慣於冬季進補，其實夏季也要進補。夏季屬火，五臟中對應的是心。所以，夏天是養心的最佳時期，此時調養心、治療心病就比其他時候效果要好得多。否則，傷了「心」，秋天就易患呼吸系統方面的疾病，從而降低適應秋天的能力。

多吃養心安神的食物

　　夏季天熱，容易煩躁傷「心」，食欲不佳，可以多吃些養心安神的食物。例如蓮子心，雖然味道比較苦，但有助於清心火、健脾胃，直接泡水代茶飲或加粳米同煮成粥都可以。烏梅也有解熱除煩的作用，夏天的辦公室零食可儘量換成冰糖烏梅之類。

氣陰雙補可選「生脈飲」

　　夏天出汗多，汗為心之液，氣會隨體液漏出，因此夏季是最容易氣虛的季節之一，所以夏天要補氣。與其他季節有所不同的是，夏季不僅氣會漏出，水分也會流出，是最容易氣陰兩虛的。而「生脈飲」的主要成分是人參、麥冬、五味子。人參補氣，麥冬補陰，五味子有收斂的作用，是針對氣陰兩虛的。所以，夏天是最適合服用「生脈飲」的季節。

冬病夏治效果好

　　對於體質虛寒的朋友來說，夏天還是一個治病的好時機。中醫上稱為「冬病夏治」，因為到夏季，氣溫升高，人體陽氣上升，利用這一有利的時機進行治療，能最有效地驅風祛寒，調整人體的陰陽平衡，從而達到減輕症狀，並預防復發的目的。

　　「冬病」一般是指那些好發於冬天，或在冬天加重的病變，如慢性支氣管炎、支氣管哮喘、風濕與類風濕性關節炎、凍瘡、慢性腹瀉、虛寒性的婦科疾病及腎虛引起的腰痛等，罹患這些疾病的患者都具有脾胃虛寒、腎氣虧虛的特點。

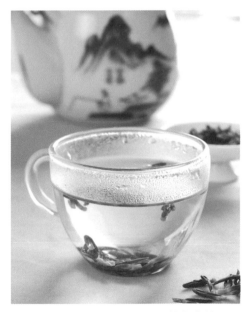

蓮子心泡茶喝，能清熱除煩、養心安神，適合夏季飲用。

長夏要養脾

長夏，是指夏季的最後 1 個月份，中醫認為，長夏最適合養脾。長夏的氣候特點是濕氣很重，容易壓抑氣，所謂「濕氣通於脾」，這時候，最應該健脾化氣、理氣。

秋養肺，以助收斂陰氣

　　秋季，人們常感到口乾舌燥，容易上火，這些燥象最先影響的就是肺。而肺又是一個很嬌氣的臟器，它最怕燥，一旦被燥邪所傷就易出現氣逆、喘咳、口乾、鼻乾、咳嗽少痰或痰少黏稠等病症。因此秋天要養肺。

　　秋天陽氣漸收，陰氣漸長，因此秋季養生的原則是收斂，也就是收斂保養體內的陰氣。中醫認為，肺屬金，與秋季相應，秋天肺當旺，所以應利用「肺當旺」的趨勢養肺、調肺，以助於養陰潤燥。

多吃滋陰潤燥的食物

　　在秋季，人們可通過食療來「除秋燥、養肺陰」，與夏季不同的是，秋季飲食要適當多吃些白色食物，白色主肺，如梨、荸薺、百合、銀耳、豆漿、蜂蜜等。

　　另外，秋季天乾物燥，每天通過皮膚蒸發的水分較多，補水是秋季養肺的重要方法之一。秋季每天分 6~8 次共喝 2000 毫升水，能保障肺和呼吸道的潤滑。

皮膚保暖以養肺

　　肺主皮膚，寒邪之氣易透過皮膚損傷肺，引發感冒、咳嗽、哮喘等呼吸系統疾病，甚至誘發其他臟腑器官疾病。所以要及時關注天氣變化，適當地增添衣物，注意飲食調理。平時應堅持鍛煉身體，養成良好的生活習慣，增強身體抵抗力。

早睡早起，適度運動

　　早睡是為了順應陰精的收藏，早起則為了陽氣得以舒展，同時防止收斂太過。另外，秋高氣爽的天氣，是鍛煉身體的大好時機，不妨跑跑步、爬爬山，做一些耐寒的鍛煉，以提高身體的免疫力。

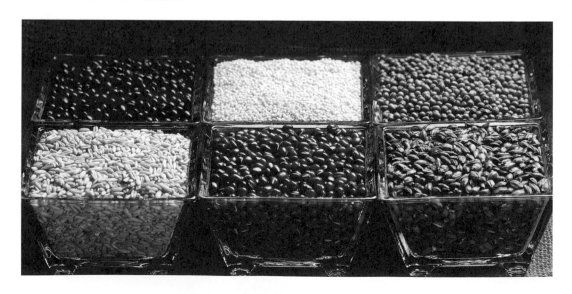

冬養腎，保持「冬眠」狀態

　　冬天，草木凋零，百蟲蟄伏，是萬物閉藏的季節，人的氣血也都藏到裡面。人體各臟器經過一年的辛苦後，逐漸進入休整狀態，也就是相對的「冬眠」狀態。中醫認為，冬季與腎氣相通，養生應以養腎為主。

　　人體衰老與壽命長短在很大程度上取決於腎氣的強弱，所以養精保腎一直是傳統養生學中的重要觀點。冬季養生重要的是養腎防寒助「火力」。人體能量和熱量的總來源在於腎，就是人們常說的「火力」。「火力」旺，反映腎臟功能強，生命力也強；反之則生命力弱。

多吃進補食物

　　冬季要多吃黑色食物，因為黑色主腎，進補要以強腎為原則，可以選擇黑米、黑豆、黑芝麻、羊肉等補腎食物。另外，冬天綠葉菜相對減少，可以適當吃些薯類食物，如紅薯、馬鈴薯等。

最佳進補時間，你知道嗎？
冬季進補的最佳時間有三種說法：一是立冬後至立春前；二是冬至前後；三是三九天。通常認為冬至前後進補最佳。可選擇在此時多吃滋陰潤燥的食物。

身體保三暖

　　到了冬天，尤其要注意身體的三個部位的保暖：頭部、背部、足部。

　　頭部暴露受寒冷刺激，血管會收縮，頭部肌肉會緊張，易引起頭痛、感冒，寒氣經口、鼻而入胃腸，甚至會造成胃腸不適等；寒冷的刺激會通過背部的穴位影響局部肌肉或傳入內臟，危害健康，引起腰酸背痛，甚至上下肢肌肉及關節、內臟的各種不適；足部受寒，會反射性地引起上呼吸道黏膜內的毛細血管收縮，使得人體抵抗力下降，病毒、細菌乘虛而入，並大量繁殖。

多曬太陽多運動

　　有些人一到冬天就會發生情緒抑鬱、懶散嗜睡、昏昏沉沉等現象，這種症狀主要是寒冷的氣候所致。但一味地保暖並不能達到預防效果，正確的方法是多曬太陽。同時，還要加強體能訓練，儘量避免因自主神經功能失調而引起的緊張、易怒、抑鬱等症狀。

氣血雙補

中醫千年智慧奧祕（修訂二版）

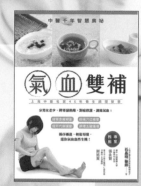

作　　　者	石晶明
發 行 人	林敬彬
主　　　編	楊安瑜
編　　　輯	張淑萍、林子揚
內頁編排	方皓承
封面設計	陳語萱
行銷企劃	戴詠蕙
編輯協力	陳于雯、高家宏
出　　　版	大都會文化事業有限公司
發　　　行	大都會文化事業有限公司
	11051 台北市信義區基隆路一段 432 號 4 樓之 9
	讀者服務專線：（02）27235216
	讀者服務傳真：（02）27235220
	電子郵件信箱：metro@ms21.hinet.net
	網　　　址：www.metrobook.com.tw
郵政劃撥	14050529　大都會文化事業有限公司
出版日期	2018 年 02 月初版一刷・2024 年 03 月修訂二版一刷
定　　　價	400 元
I S B N	978-626-98196-3-8
書　　　號	Health+198

◎本書經江蘇鳳凰科學技術出版社授權繁體字版之出版發行。

◎本書如有缺頁、破損、裝訂錯誤，請寄回本公司更換

國家圖書館出版品預行編目（CIP）資料

氣血雙補：中醫千年智慧奧祕 / 石晶明著 .
-- 修訂二版 . -- 臺北市：大都會文化，2024.03
208 面；17 × 23 公分
ISBN　978-626-98196-3-8（平裝）

1. 中醫 2. 食療 3. 養生
413.21　　　　　　　　　　　113001727

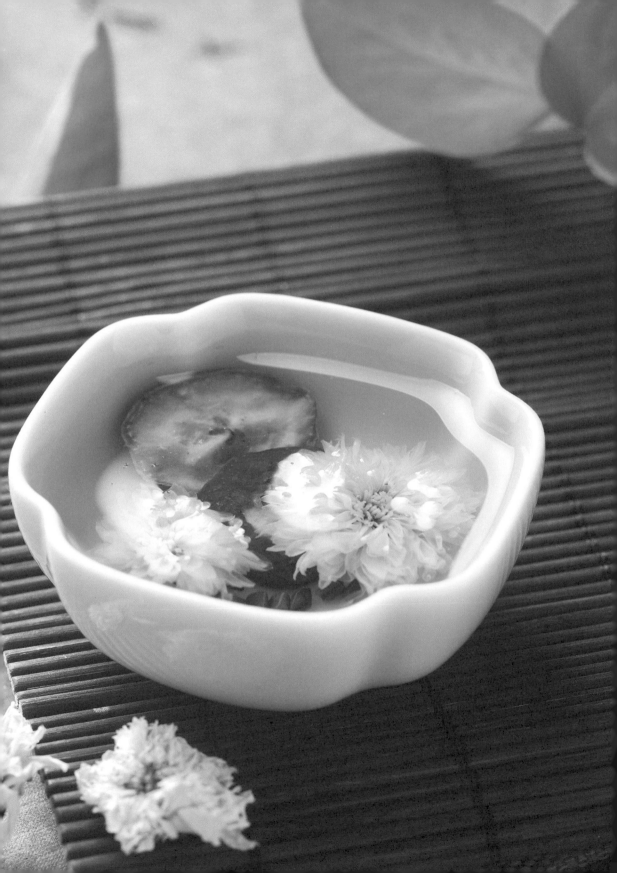

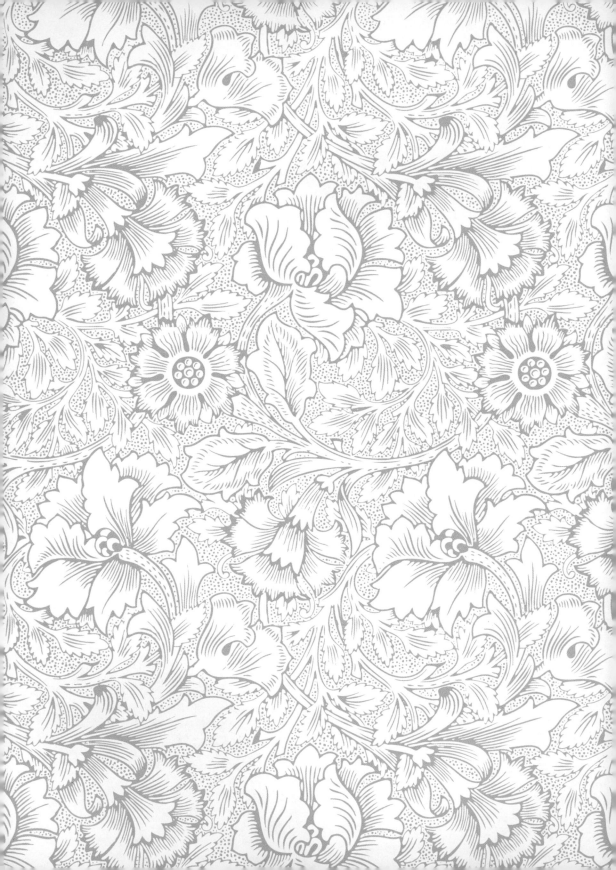